新　視　野
中華經典文庫

新 視 野
中華經典文庫

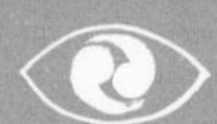

名譽主編 饒宗頤

導讀及譯注 蘇晶

黃帝內經

第二版

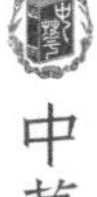

中華書局

新視野中華經典文庫

黃帝內經

□

導讀及譯注

蘇　晶

□

出版

中華書局（香港）有限公司

香港北角英皇道 499 號北角工業大廈一樓 B
電話：(852) 2137 2338　傳真：(852) 2713 8202
電子郵件：info@chunghwabook.com.hk
網址：http://www.chunghwabook.com.hk

□

發行

香港聯合書刊物流有限公司

香港新界大埔汀麗路 36 號
中華商務印刷大廈 3 字樓
電話：(852) 2150 2100　傳真：(852) 2407 3062
電子郵件：info@suplogistics.com.hk

□

印刷

深圳中華商務安全印務股份有限公司

深圳市龍崗區平湖鎮萬福工業區

□

版次

2012 年 7 月初版

2022 年 7 月第 2 版第 2 次印刷

□

規格

大 32 開（205 mm × 143 mm）

□

ISBN：978-988-8676-25-5

出版說明

為甚麼要閱讀經典？道理其實很簡單——經典正正是人類智慧的源泉、心靈的故鄉。也正是因此，在社會快速發展、急劇轉型，因而也容易令人躁動不安的年代，人們也就更需要接近經典、閱讀經典、品味經典。隨著中國在世界上的地位不斷提高，影響不斷擴大，國際社會也越來越關注中國，並希望更多地了解中國、了解中國文化。另外，受全球化浪潮的衝擊，各國、各地各區、各民族之間文化的交流、碰撞、融和，也都會空前地引人注目，這其中，中國文化無疑扮演著十分重要的角色。相應地，對於中國經典的閱讀自然也就有不斷擴大的潛在市場，值得重視及開發。

於是也就有了這套立足港臺、面向海外的「新視野中華經典文庫」的編寫與出版。希望通過本文庫的出版，繼續搭建古代經典與現代生活的橋樑，引領讀者摩挲經典，感受經典的魅力，進而提升自身品位，塑造美好人生。

本文庫收錄中國歷代經典名著近六十種，涵蓋哲學、文學、歷史、醫學、宗教等各個領域。編寫原則大致如下：

（一）精選原則。所選著作一定是相關領域最有影響、最具代表性、最值得閱讀的經典作品，包括中國第一部哲學元典、被尊為「群經之首」的《周易》，儒家代表作《論語》、《孟子》，道家代表作《老子》、《莊子》，最早、最有代表性的兵書《孫子兵法》，最早、最系統完整的醫學典籍《黃帝內經》，大乘佛教和禪宗最重要的經典《金剛經、心經、壇經》，中國第一部詩歌總集《詩經》，第一部紀傳體通史《史記》，第一部編年體通史《資治通鑑》，中國最古老的地理學著作《山海經》，中國古代最著名的遊記《徐霞客游記》，等等，每一部都是了解中國思想文化不可不知、不可不讀的經典名著。而對於篇幅較大、內容較多的作品，則會精選其中最值得閱讀的篇章。使每一本都能保持適中的篇幅、適中的定價，讓普羅大眾都能買得起、讀得起。

（二）尤重導讀的功能。導讀包括對每一部經典的總體導讀、對所選篇章的分篇（節）導讀，以及對名段、金句的賞析與點評。導讀除介紹相關作品的作者、主要內容等基本情況外，尤強調取用廣闊的「新視野」，將這些經典放在全球範圍內、結合當下社會生活，深入挖掘其內容與思想的普世價值，及對現代社會、現實生活的深刻啟示與借鑒意義。通過這些富有新意的解讀與賞析，真正拉近古代經典與當代社會和當下生活的距離。

（三）通俗易讀的原則。簡明的註釋，直白的譯文，加上深入淺出的導讀與賞析，希望幫助更多的普通讀者讀懂經典，讀懂古人的思想，並能引發更多的思考，獲取更多的知識及更多的生活啟示。

（四）方便實用的原則。關注當下、貼近現實的導讀與賞析，相信有助於讀者「古為今用」、自我提升；卷尾附錄「名句索引」，更有助讀者檢索、重溫及隨時引用。

（五）立體互動，無限延伸。配合文庫的出版，開設專題網站，增加朗讀功能，將文庫進一步延展為有聲讀物，同時增強讀者、作者、出版者之間不受時空限制的自由隨性的交流互動，在使經典閱讀更具立體感、時代感之餘，亦能通過讀編互動，推動經典閱讀的深化與提升。

這些原則可以說都是從讀者的角度考慮並努力貫徹的，希望這一良苦用心最終亦能夠得到讀者的認可、進而達致經典普及的目的。

「弘揚中華文化」是中華書局的創局宗旨，二〇一二年又正值創局一百周年，「承百年基業，傳中華文明」，本局理當更加有所作為。本文庫的出版，既是對百年華誕的紀念與獻禮，也是在弘揚華夏文明之路上「傳承與開創」的標誌之一。

需要特別提到的是，國學大師饒宗頤先生慨然應允擔任本套文庫的名譽主編，除表明先生對本局出版工作的一貫支持外，更顯示先生對倡導經典閱讀、關心文化傳承的一片至誠。在此，我們要向饒公表示由衷的敬佩及誠摯的感謝。

倡導經典閱讀，普及經典文化，永遠都有做不完的工作。期待本文庫的出版，能夠帶給讀者不一樣的感覺。

中華書局編輯部

二〇二〇年六月

目錄

靈樞

天佑中華有中醫

蘇晶

《黃帝內經》是中國現存醫學文獻中最早的一部典籍，比較全面地論述了中醫學的基本理論和學術思想，為中醫學的發展奠定了基礎。中醫學發展史上出現的許多著名醫家和醫學流派，從其學術思想的繼承性來說，基本上都是在《黃帝內經》理論體系的基礎上發展起來的。因此，歷代醫家非常重視《黃帝內經》，尊之為「醫家之宗」。《黃帝內經》所揭示的生命活動規律及其思維方式，對當代以及未來生命科學的研究和發展也有一定的啟示作用。

現存《黃帝內經》一書，包括《素問》和《靈樞》兩部分，每部分八十一篇，共合一百六十二篇。《黃帝內經》成編後，《素問》和《靈樞》既有同時傳世者，也曾分別流傳。張仲景寫作《傷寒雜病論》時曾用過《素問》和《九卷》，輯錄了《素問》和《九卷》的全部文字。歷史上最早給《素問》作注的是齊、梁間的全元起，但其書已佚，僅從王冰的《次注》之中可以窺其一二。現存最早的注本就是唐代王冰的《重廣補注黃帝內經素問》，但其原書也已亡佚，現在見到的是經宋人林億和高保衡整理的版本，被稱為《次注》。明清時期，為《素問》作注者較多，如馬蒔《黃帝內經素問注證發微》、吳昆《吳注黃帝內經素問》、張志聰《黃帝內經素問集注》、高世栻《素問直解》等。《靈樞》歷史上一直以《九卷》之名流傳，後晉人皇甫謐撰

《鍼灸甲乙經》稱其為《鍼經》，至唐王冰將其改名為《靈樞》。宋朝史崧以「家藏舊本《靈樞》九卷」，「參對諸書」整理成《靈樞》的定本，稱為《黃帝內經靈樞經》，流傳至今。馬蒔的《黃帝內經靈樞注證發微》是《靈樞》最早的註釋本。把《素問》和《靈樞》合編註釋的有明代張景岳的《類經》，《黃帝內經》成書是中華文化幾千年結晶。

《黃帝內經》作為重要的醫學典籍，其理論體系包含著豐富的思想內容，其主要理論觀點如下：

一、天人合一思想

天地萬物由一氣所化。中國古人認為氣是宇宙和生命的本源，人與天地萬物都由氣所化生。天與人之間之所以存在相應的關係，源於天人一氣。氣是溝通天人萬物的中介。氣是人與萬物生死存亡的根據，是生命的本質。在氣論自然觀的宇宙圖景中，整個宇宙是一個大生命體，是由氣所推動的大化流行過程。就人來說，生命取決於氣，寶氣、養氣、調氣是養生和治病的根本要求。《內經》基於人與自然、社會的密切聯繫，建構了天地人「三才」醫學模式，使《內經》醫學理論能夠真實反映人體生命活動的客觀過程。這種醫學模式重視人與自然、社會的協調，將人與生存環境的和諧、人體心身的和諧視為健康的基本標準，並貫穿於疾病的防治和延年益壽理論與實踐之中，這是《內經》對於世界醫學的貢獻。它與近年醫學界提出的「社會—心理—生物」醫學模式的基本觀點是相通的，但其可貴之處是，它已完全融入自己的理論，並作為臨牀的基本原則和方法實施於醫療活動之中。

二、陰陽五行學說

陰陽五行是中醫學認識世界的基本框架。《內經》認為陰平陽祕是生命存在的前提，古人認為作為天地萬物本源的氣，具有運動化生的本性。氣的運動展開為陰陽五行，整個世界就是以氣為內在本質，以陰陽五行為外在形態表現的動態統一系統。萬事萬物通過陰陽五行聯繫為一個統一的整體。

陰陽學說屬於中國古代哲學的範疇，《內經》將其引進醫學領域，用以闡釋人體生命活動過程和現象中相互對立而又統一的兩個方面，指導對疾病的認識和診治、預防。陰陽和平是中醫學最高的價值追求。追求宇宙萬物的和諧是中華民族的永恆價值觀。人之所以生病，根本原因就是氣血陰陽的逆亂失調，所以中醫的具體治療原則雖有很多，但都以平調陰陽氣血為最後目的。在養生上，調和陰陽，達到和同筋脈、氣血皆從、內外調和是最終目標。

三、藏象學說

藏象學說是《內經》醫學理論的核心，《內經》根據這一思想建立了以五臟為中心，在內聯繫六腑、經脈、五體、五華、五竅、五志等，在外聯繫五方、五時、五味、五色、五畜、五音、五氣的五臟系統，形成一個表裏相合、內外相關的整體，藉相互關聯、相互作用的整體醫學宇宙觀，用以說明人體的生理功能和病理變化。

以藏家學說為基礎而形成的臟腑辨證，是中醫認識疾病的基本思維模式。

四、形神統一觀

重神輕形是中醫區別於現代醫學的基本特徵。古人認為，天地萬物由氣所化生，具體說來，是由在天之氣（陽氣）和在地之形（陰氣）合和而成。就人來說則是形神合一。神是氣之功能的極致表現，神本質上也是氣。人的生命活動雖然要以形體為依託，但終究以氣為本質，氣在生命存，氣去生命亡。所以古人在生命觀上重氣輕形。最佳的生理狀態應該是形氣相得，在病理狀態下則是氣勝形則生，形勝氣則死。因此，與重視人體生理解剖結構研究，從有形的物質存在着眼的現代醫學不同，中醫重視對無形的生命之氣變化過程的研究。

五、獨特的生命觀

1、人體觀。在古代哲學「精氣論」「道器觀」的影響下，《內經》將人視為精氣聚合、離散之器，生命現像是精氣升降出入運動的過程和結果，主要是從整體機能活動的方式、方法及其相互聯繫的「道」的方面，研究生命過程及其機制與規律，提出「以四時之法成」的生命機能結構學說，「陰平陽祕」與五行生剋制化的生命機能穩態學說，「奇恆」「回轉」的動態生命過程學說，集中體現在藏象、經絡、精氣神等理論中。

2、疾病觀。在「奇恆常變」觀念的指導下，結合豐富的醫療實踐，《內經》確立了有關疾病的理論。關於疾病的概念，諸凡飲食起居、勞作情志等一切身心活動反生理之常者，均可使陰陽失調而致病。它不以形質結構及其物量變化的超標作為衡量疾病與健康的單一標準，而是更強調整體機能的紊亂與失常。關於疾病的發生，《內經》以「邪正相爭」闡明其機理，以六淫疫邪侵襲，飲食、勞傷與七情失調概括其致病方式，從致病因素與機體抗病能力相互作用的結果，審求其病理意義，即「審證求因」。關於疾病變化的機理，《內經》著眼於宏觀、動態地分析其整體機能失調的方式、狀態和過程，提出了以臟腑、經絡、氣血津液病變為基礎的疾病傳變等理論，成為臨牀診病論治的理論基礎。

3、診治觀。《內經》提出審機論治的診治原則，是辨證論治的雛型。審機，即審察病機，就是通過對臨床病症的收集、整理、分析、綜合，確定其病變本質。它是對疾病過程中致病因素與機體相互作用所產生的整體機能失調之本質概括，因時而異、因人而別，作為診斷過程，後世演化為「辨證」，於是「證」成為診斷和治療的關鍵，由此決定了中醫治療學的基本特點是在整體機能協調的基礎上，將治療個體化，強調治患病之人；提倡各種方法配合應用，強調綜合療法；在治人與治病的關係上，更重視人；在整體與局部、機能與形質關係的處理上，更重視整體、重視機能；對病變共性和個性的關注上，更重視個性。對於疾病的預防上，提出以增強體質為核心的健身防病思想，有效指導了各種自我健身法的實施，在世界保健醫學上獨樹一幟。

《黃帝內經》醫學論著寫作於諸子百家學術爭鳴的年代，與諸子之學相互唱和，對諸子學多有吸收，並深受其影響。從文本看，《內經》與黃老道家、《周易》關係最緊密，還廣泛地吸收了天文、曆法、地理、氣象、生物、社會、心理、哲學等中國古代傳統的人文、自然等多學科的研究方法與成果，說明醫學科學與其他自然及人文學科之間的密切聯繫，是一部關於哲學和自然科學的綜合著作。

西方有的醫學家認為，與其說醫學是自然科學，不如說是社會科學更為合適；與人有關的學科就不僅是自然科學所能涵蓋的，必然蘊含著社會文化的內容。中國古代的醫學家從來沒有把醫學看成是孤立的為醫學專家所壟斷的專門學問，而是把它放在天地自然和社會文化的大視野中來思考。所謂「道者，上知天文，下知地理，中知人事，可以長久」（《素問・氣交變大論》）。這種學科間的聯繫、滲透、融合，正是中醫學至今仍有強大生命力的根本原因。

《內經》的醫學理論之所以與諸子百家之學有著如此密切的關係，是因為中國古代的學術是一個統一整體。中國古代的學問並不像源自西方的現代學術那樣有明顯的學科劃分，而是存在一個普遍的大道貫穿於一切學術之中。不同的學術都是這同一大道的顯現。古人把包括人在內的整個宇宙看成是一個大生命的流行化育過程，一切學問都是對這大生命流行化育的揭示，醫學與其他學術之間並不是外在的關係，而是內在統一的，都是關於生命的學問。

本書的編寫目的，是在中華傳統文化大背景下，介紹《黃帝內經》有關生命的認識。對原文的選錄，以最能反映中醫學術思想特點的篇章或段落為主，對於比較具體論述疾病或理論內容深奧的部分則略去。通過「導讀、註釋、譯文、賞析與點評」等為讀者提供閱讀門徑與參考。本書《素問》卷根據《重廣補注黃帝內經素問》（四部叢刊上海涵芬樓影印本）校訂，《靈樞》卷根據《靈樞經》（商務印書館一九五五年重印本）校訂。

《黃帝內經》與中國古代文化是一個博大精深的整體，理解《內經》的醫學也必須進入中國文化這一大背景才行。因此，在註釋時多引證諸子之言，以加深對《內經》思想的理解。古人講做學問要懂得溯本求源，既要知其然，更要知其所以然，這樣才能把學問貫通起來，才是真學問，因此，在註釋某些詞語時，闡明其詞義由來的邏輯關係，力求使讀者逐漸養成求索語源、貫通學問的習慣，才能進入中國醫學這一智慧的殿堂。

人類在探索未知世界時，最難認識的就是人類自己，人是既開放而又相對封閉的複雜系統，生命活動不僅隨著自然界時空的變化而改變，同時要承受人類改變自然、征服自然所帶來的結果，如環境污染、氣候暖化、輻射侵襲；還要面對社會發展帶來的精神壓力、物欲膨脹、內心失衡，這是全人類共同面對的挑戰，二〇〇八年《黃帝內經》學術研討會在香港舉行，海內外的專家對這部中醫學的奠基之作給予了高度的評價，來自倫敦大學的馬堪溫教授將《黃帝內經》的核心理念概括為重生、尊生、保生六個字，道出了沉澱五千年的東方文明對生命及生命規律的認知心路，也開闊了我們面對未知疾病時的防治新思路。

重生：《黃帝內經》的開篇《素問・上古天真論》首論生命的重要，稱養生得道的人為「真人」「聖人」「賢人」「至人」。提出「法於陰陽，和於術數，食飲有節，起居有常，不妄作勞」的養生方法，告誡人們「外避虛邪賊風，內養精神情志」，「恬惔虛無，真氣從之，精神內守，病安從來？」的養生原則。

尊生：尊重生命，就是尊重生命的規律，生長壯老已是生命的客觀規律，中醫的理念是根據生命活動的不同階段特徵進行調養，如：青少年時期，健康成長；中年人要保證其精力旺盛；老年人要減少疾病，提高生命品質，健康長壽。尊重生命，還要尊重生命賴以生存的客觀環境，「人以天地之氣生，四時之法成」，「人法地，地法天，天法道，道法自然」，提倡順從自然規律的和合天人觀，而不是征服自然、改造自然，更不是戰勝自然。

保生：中醫強調治未病，包括在未病之時加以防範；已病之初及早治療，防止傳變；無論是疾病的診斷，還是治療用藥，均以保護人體的正氣為核心理念，儘量採用平和的方法，在不破壞人體基本生理活動的前提下，幫助人體恢復健康。陰平陽密，正氣存內，病安從來？在中國古代先哲看來，只有對天地宇宙有一個正確的認識，養成高尚的道德人格，建立一種合理的生活方式，才是保持身心健康、免除疾病困擾的關鍵所在，才是「躋斯民於仁壽」的恒久之道。所以在一定意義上説，《黃帝內經》給我們的啟示是一種積極的生活方式，是一種生存的智慧。中華書局出版《新視野中華經典文庫》並將《黃帝內經》收錄其中，可謂慧眼識珠，功在後代。

素問

上古天真論第一

本篇導讀——

本篇是《黃帝內經》的開篇，「上古」即遠古，指人類生活的早期時代；「天」指先天；「真」指元真之氣，也指人體稟賦的自然壽命。由於本篇主要論述上古之人保養天真之氣以卻病延年的原則、方法，以及先天元真之氣在人體生長發育及生殖過程中的重要作用，故以此名篇。

全篇論述了《內經》的保養天真之氣的養生觀，以上古之人長壽及《內經》時代人早衰為例，闡述養生的方法與原則，並論述腎氣在人體生長壯老以及生殖功能活動中的重要作用。通過「腎者主水，受五藏六府之精而藏之，故五藏盛，乃能寫」，闡釋腎的生理功能特性及補腎延緩衰老的機理。本篇提出的養生的原則、方法、以內因為主的防病防衰思想，及腎氣在人體生長發育和生殖功能活動中的作用的理論，特別是腎氣與天癸沖任的關係，至今仍指導著中醫老年醫學和婦科學的臨牀。

昔在黃帝[1]，生而神靈，弱而能言，幼而徇齊[2]，長而敦敏，成而登天。

註釋

1 黃帝：傳說中的古代帝王，為中華民族的始祖，古代許多文獻，常冠以「黃帝」字樣，以示學有根本。2 徇齊：此指思維敏捷，理解事物迅速，處理事物周全。

譯文

古代的軒轅黃帝，生來就非常聰明，幼年時就善於言辭，少年時就對事物有著敏銳的洞察力，長大後，敦厚樸實而又勤勉努力，到了成年就登上了天子之位。

乃問於天師曰[1]：「余聞上古之人，春秋皆度百歲[2]，而動作不衰；今時之人，年半百而動作皆衰者。時世異耶？人將失之耶？」岐伯對曰：「上古之人，其知道者，法於陰陽[3]，和於術數[4]，食飲有節，起居有常，不妄作勞，故能形與神俱[5]，而盡終其天年[6]，度百歲乃去。今時之人不然也，以酒為漿，以妄為常，醉以入房，以欲竭其精，以耗散其真。不知持滿，不時禦神[7]，務快其心，逆於生樂，起居無節，故半百而衰也。」

註釋

1 天師：黃帝對岐伯的尊稱。2 春秋：指人的壽命。3 陰陽：天地萬物變化的規律。

4 術數：各種技術，這裏指採用任何一種調養精氣的養生方法，都要做到適宜，無太過，無不及。5 形與神俱：形體與精神活動統一協調。6 天年：自然界賦予人的自然壽命。7 禦神：控制精神情志活動，以免過度消耗精氣。

譯文

黃帝問岐伯道：「我聽說上古時代的人，年齡都超過了百歲，但行為動作沒有衰老的跡象；現在的人，年齡剛到五十歲，動作就顯得衰老了。這是時代的不同呢，還是人們違背了養生之道的緣故呢？」岐伯回答說：「上古時代的人，大都懂得養生之道，取法天地陰陽的變化規律，選擇適當的養生方法來調和保養精氣，飲食有節制，起居有規律，不過分勞作和安逸，所以形體和精神能夠協調統一，享盡自然的壽命，年齡度過百歲才離開世間。現在的人就不同了，把酒當作水來貪飲，把任意妄為當作生活的常態，醉後還勉强行房，縱情聲色，以致精氣衰竭，真氣耗散。不知道保持精氣的盈滿，不明白控制精神情欲，一味追求感官快樂，違背了生命的真正樂趣，起居沒有規律，所以五十歲左右就衰老了。」

賞析與點評

形神是中國哲學及中國醫學的重要範疇。古人認為人是形與神的統一體，形體來源於地的陰氣，精神來源於天的陽氣，二者結合化生為人，二者的分離就是人的死亡。因此，養生的要義就是要形神共養，以保證形與神的統一，才能健康長壽。

「**夫上古聖人之教下也**[1]**，皆謂之虛邪賊風**[2]**，避之有時。恬惔虛無，真氣從之，精神內守，病安從來？是以志閒而少欲，心安而不懼，形勞而不倦。氣從以順，各從其欲，皆得所願。故美其食，任其服，樂其俗，高下不相慕，其民故曰樸。是以嗜欲不能勞其目，淫邪不能惑其心。愚智賢不肖不懼於物，故合於道。所以能年皆度百歲而動作不衰者，以其德全不危也。**」

註釋

1 聖人：通曉養生之道的人，即下文所論養生有成就的四種人：真人、至人、聖人、賢人。2 虛邪賊風：中醫把一切致病因素稱為邪。四時不正之氣乘人體正氣虛而侵入人體致病，故稱「虛邪」。賊風，中醫認為風為百病之長，因邪風傷人，故稱「賊風」。

譯文

上古時期，通曉養生之道的聖人教誨人們，對於四時不正之氣，都要及時迴避。思想上清靜安閒，無欲無求，真氣深藏順從，精神持守於內而不耗散。這樣，疾病怎麼會發生呢？所以他們心志安閒，私欲很少，心情安寧，沒有恐懼，形體雖然勞作，但不過分疲倦。真氣的運行從容和順，每個人的希望和要求，都能滿足。無論吃甚麼都覺得甜美，穿甚麼都覺得舒適，喜歡並順從社會習俗，人與人之間也不羨慕地位的高低，人們日漸變得自然樸實。過度的嗜好，不會幹擾他的視聽，淫亂邪說也不會惑亂他的心志。無論是愚笨的人還是聰明的人，能力強或者能力弱的人，都不追求酒色等身外之物，而合於養生之道。因而他們都能夠度過百歲而動作不衰老，這是因為他們的養生之道完備與天合德，而無生命的危機。

賞析與點評

精神情志既是生命活動的基本體現，又能影響人體臟腑的功能，故太過或不良的情志活動是引起氣血運行紊亂，導致臟腑功能失調，進而形成疾病的重要因素。所以《黃帝內經》的養生觀重視內養精神，保養真氣，並提出以內養為主，同時在不同的季節外避不同的六淫邪氣，內養外避結合是本篇養生的重要原則。

帝曰：「人年老而無子者，材力盡邪？將天數然也[1]？」岐伯曰：「女子七歲，腎氣盛，齒更髮長。二七而天癸至[2]，任脈通[3]，太沖脈盛[4]，月事以時下，故有子。三七，腎氣平均，故真牙[5]生而長極。四七，筋骨堅，髮長極，身體盛壯。五七，

陽明脈衰[6]，面始焦，髮始墮。六七，三陽脈衰於上[7]，面皆焦，髮始白。七七，任脈虛，太沖脈衰少，天癸竭，地道不通[8]，故形壞而無子也。」

註釋

1 **天數**：天賦之限數，指人體的生理自然壽限。2 **天癸**：先天之癸水，藏於腎中，具有促進人體生長發育及生殖功能的一種物質。3 **任脈**：奇經八脈之一，循行於人體前正中線，從百會穴至會陰穴。主調月經、孕育胎兒。任，接受的意思，受納一身陰經之氣血，故名任脈。4 **太沖脈**：奇經八脈之一，能調節十二經的氣血，主月經。中醫認為沖脈為十二經之海，氣血大聚於此，故稱沖脈。5 **真牙**：智齒。真通巔。6 **陽明脈**：指十二經脈中的手陽明、足陽明經脈，這兩條經脈上行於頭面髮際，陽明經為多氣多血之經，如果經氣衰退，則不能榮於頭面而致面憔髮脫。7 **三陽脈**：指會於頭部的手足太陽、手足陽明、手足少陽六條經脈。8 **地道不通**：指女子斷經。女子屬陰、屬地，所以女性的生理功能稱為「地道」。

譯文

黃帝問道：「人年老了，就不能再生育子女，是精力不足呢，還是自然的生理變化規律就是這樣呢？」岐伯回答說：「女子到了七歲，腎氣開始充實，牙齒更換，頭髮生長。到了十四歲時，天癸發育成熟，任脈暢通，沖脈旺盛，月經按時而來，所以能夠孕育子女。到了二十一歲，腎氣平和，智齒生長，身高長到最高點。到了二十八歲，筋骨堅强，毛髮長到了極點，身體非常强壯。到了三十五歲，陽明經脈開始衰弱，面部開始憔悴，頭髮也開始脫落。到了四十二歲，三陽經脈之氣開始衰退了，面部憔悴，頭髮變白。到了四十九歲，任脈空虛，太沖脈衰微，天癸枯竭，月經斷絕，所以形體衰老，不能再生育子女。」

賞析與點評

天癸是指腎精中具有促進生殖功能作用的一種物質，它源於先天，充盛於後天，二七十四歲，女子腎氣充盛，天癸發育成熟，沖任二脈氣血隆盛，沖為血海，任主胞胎，氣血注於胞宮，所以月經按時來臨，具備了生殖能力。女性以月經來潮為天癸成熟的標志。

「丈夫八歲，腎氣實，髮長齒更。二八，腎氣盛，天癸至，精氣溢寫，陰陽和[1]，故能有子。三八，腎氣平均，筋骨勁強，故真牙生而長極。四八，筋骨隆盛，肌肉滿壯。五八，腎氣衰，髮墮齒槁。六八，陽氣衰竭於上，面焦，髮鬢頒白。七八，肝氣衰，筋不能動，天癸竭，精少，腎藏衰，形體皆極[2]。八八，則齒髮去。腎者主水，受五藏六府之精而藏之，故五藏盛，乃能寫[3]。今五藏皆衰，筋骨解墮，天癸盡矣，故髮鬢白，身體重，行步不正，而無子耳。」

註釋

1 陰陽和：此處指男女交合。2 形體皆極：形體衰弱至極。3 故五藏盛，乃能寫：一指五臟之精氣盛，乃能瀉藏於腎。腎藏先天之精，也藏五臟六腑之精。二指腎臟精氣充實，而能排精於外。

譯文

「男子八歲時，腎氣開始充實，頭發生長，牙齒更換。到了十六歲時，腎氣盛滿，天癸發育成熟，精氣滿溢，如男女交合，就能生育子女了。到了二十四歲，腎氣平和，筋骨強勁，智齒生長，身高也長到最高了。到了三十二歲，筋骨粗壯，肌肉充實。到了四十歲，腎氣開始衰退，頭髮開始脫落，牙齒乾枯。到了四十八歲，人體上部陽明經氣衰竭了，面色憔悴，髮鬢斑白。到了五十六歲，肝氣衰，筋脈遲滯，天癸枯竭，精氣少，腎臟衰，手足活動不靈活了，身體感到為病所苦。到了六十四歲，牙齒頭髮脫落。人體的腎臟應自然界冬天寒水之氣，主閉藏，它接受五臟六腑的精華以貯存之，所以臟腑功能旺盛，腎臟才精氣充實，而能排精於外。現在年齡大了，五臟皆衰，筋骨無力，天癸竭盡，所以髮鬢斑白，身體沉重，走路不穩，不能再生育子女。」

賞析與點評

腎者主水，腎氣應冬天寒水之性，主閉藏，藏精，腎精的盛衰是人體生殖功能和形體盛衰變化的主導因素。腎與五臟六腑有先後天相輔相成的關係，腎既藏先天之精，是五臟六腑功能活動之本，同時又藏五臟六腑後天之精，才能源泉不竭。「五藏盛，乃能寫」，一是指五臟之精氣盛，乃能瀉藏精氣於腎，一是指五臟精氣盛則腎能瀉精與外。

帝曰：「有其年已老而有子者何也？」岐伯曰：「此其天壽過度[1]，氣脈常通，而腎氣有餘也。此雖有子，男不過盡八八，女不過盡七七，而天地之精氣皆竭矣[2]。」

註釋

1 天壽：先天稟賦，即上文之「天年」。2 天地：指男女。

譯文

黃帝問道：「有人年紀已很大，還能生育子女，是甚麼道理？」岐伯說：「這是因為他的先天稟賦超過了常人，氣血經脈還暢通，而腎氣有餘。雖然能夠生育，但在一般情況下，男子不超過六十四歲，女子不超過四十九歲，到這個歲數男女的精氣都窮盡了。」

帝曰：「夫道者年皆百數，能有子乎？」岐伯曰：「夫道者，能却老而全形，身年雖壽，能生子也。」

譯文

黃帝問：「養生有成的人，年紀都達百歲，能不能生育呢？」岐伯說：「善於養生的人，能夠延緩衰老，保全身體如壯年，所以即使年壽很高，仍然有生育能力。」

黃帝曰：「余聞上古有真人者[1]，提挈天地[2]，把握陰陽。呼吸精氣[3]，獨立守神[4]，肌肉若一。故能壽敝天地[5]，無有終時。此其道生。中古之時，有至人者，淳德全道，和於陰陽[6]。調於四時[7]，去世離俗。積精全神，遊行天地之間，視聽八達之外。此蓋益其壽命而強者也。亦歸於真人。」

註釋

1 真人：至真之人，養生修養境界最高的一種人。《內經》依養生成就之高低分為真人、至人、聖人、賢人四種。2 提挈天地：掌握自然界陰陽運動變化的規律。3 呼吸精氣：吐故納新，汲取天地精氣的導引行氣方法。4 獨立守神：自主的調節和控制精神，使神不妄耗。5 壽敝天地：敝，盡也，與天地同壽。6 和於陰陽：符合陰陽變化之道。7 調於四時：適應四時氣候的變遷。

譯文

黃帝說：「我聽說上古時代有真人，他能與天地陰陽自然消長變化的規律同步，自由地呼吸天地之間的精氣，來保守精神，身體與精神合而為一。所以壽命就與天地相當，沒有終了之時。這就是因得道而長生。中古時代有至人，他道德淳樸完美，符合天地陰陽的變化。適應四時氣候的變遷，避開世俗的喧鬧。聚精會神，悠遊於天地之間，所見所聞，能夠廣及八方荒遠之外。這是能夠延長壽命，身體強健的人。這種人也屬於真人。」

其次有聖人者，處天地之和，從八風之理[1]，適嗜欲於世俗之間，無恚嗔之心。行不欲離於世，舉不欲觀於俗。外不勞形於事，內無思想之患。以恬愉為務，以自得為功。形體不敝[2]，精神不散，亦可以百數。其次有賢人者，法則天地，象似日月。辨列星辰，逆從陰陽[3]。分別四時，將從上古。合同於道，亦可使益壽而有極時。

註釋

1 八風：指東、南、西、北、東南、西南、西北、東北八方之風。2 形體不敝：敝，敗也，外不勞形則身安，故形體不敝。3 逆從陰陽：逆從偏義副詞，取從義。即順從陰陽消長變化規律。

譯文

其次有聖人，能夠安居平和的天地之間，順從八方之風的變化規律，調整自己的愛好以適合世俗習慣，不發怒不生氣。行為不脫離世俗，但舉動又不仿效世俗而保持自己獨特的風格。在外不使身體為事務所勞，在內不使思想有過重負擔。以清靜愉悦為本務，以悠然自得為目的。所以形體毫不衰老，精神也不耗散，年壽也可以達到百歲。其次有賢人，能效法天地自然的變化，取象日月的升降。分辨星辰的運行位次，順從陰陽的消長。根據四時氣候的變化來調養身體，追隨上古真人，以求合於養生之道，這樣，也可以延長壽命而接近自然的天壽。

賞析與點評

本段論述反映了先秦道家思想對於《內經》養生理論與方法的影響。在養生觀上，本於道家的天道觀，《內經》主張養生法道，道法自然，奉養天真，返本還原。在養生原則上，《內經》以道法清靜恬淡為指導原則，強調精神的修養，靜神寧志，頤養天真之氣。在養生方法上，重視「術數」等養生方法，「呼吸精氣，獨立守神，肌肉若一」「象似日月，辨列星辰」等，似道家的養生之術。道家對《內經》養生思想的影響，體現了中華民族文化傳統一脈相承的特點，也是學習和研究中醫養生學的關鍵所在。

四氣調神大論第二

本篇導讀——

「四氣」指四時，即春夏秋冬四時氣候的更迭與變化；「神」指人的精神意志活動。「四氣調神」是順應自然界四時氣候即春溫夏熱秋涼冬寒的變化和規律來調養人體的精神意志活動，以達健身防病的目的。全篇著重告誡人們要順應四時氣候的特點，以調攝精神情志，故以此名篇。

本篇主要論述了順應春生、夏長、秋收、冬藏四時氣候的變化規律來調神養生的方法及逆之的危害性，認為自然界四時氣候的劇烈變化可能給生物和人類帶來危害，只有順四時、善養生，才會「生氣不竭」。同時提出「春夏養陽，秋冬養陰」四時養生的基本原則，說明順應四時陰陽的重要性。並從養生的角度，强調「治未病」的積極意義，體現了《內經》預防為主的思想。

春三月[1]，此謂發陳[2]。天地俱生，萬物以榮[3]。夜臥早起，廣步於庭。被髮緩形，以使志生[4]。生而勿殺，予而勿奪，賞而勿罰[5]。此春氣之應，養生之道也。逆之則傷肝，夏為寒變[6]。奉長者少。

註釋

1 春三月：指農曆的正、二、三月。按節氣為立春、雨水、驚蟄、春分、清明、穀雨。2 發陳：推陳出新，指春天一派萬物生髮的景象。3 萬物：古人常指草木，多引申為有生命之物。4 被髮緩形，以使志生：被，披，披髮即不束髮使頭髮披散；緩形，寬鬆衣帶，使形體舒緩。以使志生，使志意應春生之機而舒暢調達。5「生而」三句：「生」「予」「賞」，象徵順應春陽生發之氣的神志活動，「殺」「奪」「罰」，指與春陽生發之氣相悖的神志活動。6 寒變：夏季所患寒性疾病之總名。

譯文

春季三個月，是萬物復蘇的季節。大自然生機勃發，草木欣欣向榮。人要適應這種環境，應當早睡早起，在庭院裏散步。披開束髮，舒緩身體，以使神志隨生發之氣而舒暢。神志活動要順應春生之氣，而不要違逆它，多放生而不要殺生，多獎賞而少懲罰，多給與而少奪取。這就與春生之氣相適應，是養生的方法。違背了這個方法，就會傷肝，到了夏天就要發生寒變。這是因為春天養生的基礎差，供給夏天成長的條件也就不足了。

夏三月[1]，此謂蕃秀[2]。天地氣交，萬物華實。夜臥早起，無厭於日[3]。使志無怒，使華英成秀[4]。使氣得泄，若所愛在外。此夏氣之應，養長之道也。逆之則傷心，秋為痎瘧[5]。奉收者少，冬至重病[6]。

註釋

1 夏三月：指農曆的四、五、六月。按節氣為立夏、小滿、芒種、夏至、小暑、大暑。2 蕃（fán）秀：草木繁茂，華美秀麗。3 無厭於日：厭，倦也，夏天日晝長，人氣不宜倦惰。4 華英：這裏指人的精神充沛、飽滿。5 痎（jiē）瘧：瘧疾的總稱。6 冬至重病：恐為剩文，當刪之。

譯文

夏季三個月，是草木繁茂秀美的季節。天地陰陽之氣上下交通，各種草木開花結果。人要適應這種環境，應該夜臥早起，不要厭惡白天日照時間太長。心中沒有鬱怒，使精神飽滿容色秀美。並使腠理暢通，就好像被所愛之物吸引一樣，使陽氣疏泄於外。這就是與夏長之氣相應，是養育生長的方法。如果違背了這個道理，會損傷心氣，到了秋天就會患瘧疾。這是因為夏天長養的基礎差，供給秋天收斂的能力也就差了，冬至的時候就會得重病。

秋三月[1]，此謂容平[2]。天氣以急，地氣以明。早臥早起，與雞俱興。使志安寧，以緩秋刑。收斂神氣，使秋氣平。無外其志，使肺氣清。此秋氣之應，養收之道也。逆之則傷肺，冬為飧泄[3]。奉藏者少。

註釋

1 秋三月：指農曆的七、八、九月。按節氣為立秋、處暑、白露、秋分、寒露、霜降。2 容平：容，盛定；平，平定，秋天萬物已達成熟，氣象容平。3 飧（sūn）泄：飧，本意為粗糙的晚餐，此指完穀不化的泄瀉。

譯文

秋季三個月，是草木自然成熟的季節。天氣勁急，地氣清明。人要適應這種環境，應當早臥早起，和雞同時活動。保持意志安定，從而舒緩秋天勁急之氣對身體的影響。精神內守，不急不躁，使秋天肅殺之氣得以平和。不使意志外馳，使肺氣清和均勻。這就是與秋收之氣相應，是養收的方法。如果違背了這個方法，會損傷肺氣，到了冬天就要生飧泄病。這是因為秋天收斂的基礎差，供給冬天潛藏之氣的能力也就差了。

冬三月[1]，此謂閉藏[2]。水冰地坼，無擾乎陽。早臥晚起，必待日光[3]。使志若伏若匿，若有私意。若已有得，去寒就溫。無泄皮膚，使氣亟奪[4]。此冬氣之應，養藏之道也。逆之則傷腎，春為痿厥[5]。奉生者少。

註釋

1 冬三月：指農曆的十、十一、十二月。按節氣為立冬、小雪、大雪、冬至、小寒、大寒。2 閉藏：密閉潛藏。指萬物生機潛伏，陽氣內藏的景象。3 必待日光：冬天陽氣閉藏，養生一定要待太陽出來才開始活動。4 氣：指「陽氣」。亟（qì）：頻繁，多次。奪：被耗傷。5 痿厥：四肢枯痿，軟弱無力。

譯文

冬季三個月，是萬物生機潛伏閉藏的季節。寒冷的天氣，使河水結冰，大地凍裂。這時不能擾動陽氣。人要適應這種環境，應該早睡晚起，一定要等到太陽出來再起牀活動。使意志如伏似藏，心裏很充實，好像已經得到滿足。還要避開寒涼，保持溫暖。不要讓皮膚開張出汗，而頻繁耗傷陽氣。這就是與冬藏之氣相應，是養藏的方法。如果違背了這個道理，會損傷腎氣，到了春天，就要得痿厥病。這是因為冬天閉藏的基礎差，供給春季養生的能力也就不足了。

逆春氣，則少陽不生[1]，肝氣內變[2]。逆夏氣，則太陽不長，心氣內洞[3]。逆秋氣，則太陰不收，肺氣焦滿。逆冬氣，則少陰不藏，腎氣獨沉[4]。夫四時陰陽者[5]，萬物之根本也。所以聖人春夏養陽，秋冬養陰，以從其根。逆其根，則伐其本，壞其真矣[6]。故陰陽四時者，萬物之終始也，死生之本也。逆之則災害生，從之則苛疾不起[7]。是謂得道。道者，聖人行之，愚者佩之[8]。從陰陽則生，逆之則死，從之則治，逆之則亂。反順為逆，是謂內格[9]。

註釋

1 少陽：指春季。根據陰陽學說春季為少陽，夏季為太陽，秋季為少陰，冬季為太陰。2 肝氣內變：變：病變。逆春氣則肝膽發生病變。3 內洞：內虛。4 獨沉：衰憊。5 四時陰陽：指春溫、夏熱、秋涼、冬寒一年四季陰陽的變化規律。6 壞其真：「真」有「身」義，即壞其身。7 苛疾：疾病。8 佩之：違背，違逆。9 內格：古病名。即關格，臨床表現為水穀不入（關閉），二便不通（阻格）。一說：格，格拒，人體內在生理功能與自然陰陽變化不相協調。

譯文

如果違背了春天之氣，那麼少陽之氣就不能生發，會使肝氣內鬱而發生病變。如果違背了夏天之氣，那麼太陽之氣就不能生長，會使心氣內虛。如果違背了秋天之氣，那麼太陰之氣就不能收斂，會使肺熱葉焦而脹滿。如果違背了冬天之氣，那麼少陰之氣不能潛藏，會使腎氣衰弱。四時陰陽的變化，是萬物生長收藏的根本。所以聖人順應這個規律，春夏養生養長，秋冬養收養藏，以適應養生的根本原則。假如違背了這一原則，便會摧殘本元，損壞身體。所以四時陰陽的變化，是萬物生長收藏的由來、死生的本源。違背它，就要發生災害；順從它，就不會得重病。這樣才可以說掌握了養生規律。不過這個養生規律，只有聖人能夠奉行，愚昧的人卻會違背。如果順從陰陽變化的規律，就會生存，違背陰陽變化的規律，就會死亡；順從這個規律就會安定，違背了，就要發生禍亂。如果不順從陰陽四時的變化而違逆，就會生病，病名叫關格。

賞析與點評

對於「春夏養陽，秋冬養陰」的解釋，有四種主要觀點：

一以馬蒔為主，認為養者順也。春夏順其生長之氣即養陽，秋冬順其收藏之氣即養陰。倡順時令調陰陽之養生觀。李時珍從四時藥物的配伍規律，強調順時之治的原則。

二以王冰為代表，認為養者制也。善養生者當藉藥食寒熱溫涼之性，以制四時陰陽之盛，通過互制，達到互養，使陰陽不偏，以保健康。「春食涼，夏食寒，以養於陽」，以制其過盛之陽；「秋食溫，冬食熱，以養於陰」，以制其過盛之陰。

三以張介賓為代表，主張建立四時疾病互治的規矩。陽為陰之根，養春夏之陽是為了養秋冬之陰；陰為陽之基，養秋冬之陰是為了養春夏之陽。如今之冬病夏治、春病冬治之類，即體現了這一精神。

四以張志聰為代表，認為養者補也。春夏陽盛於外而虛於內，故當補其內虛之陽；秋冬陰盛於外而虛於內，故當補其內虛之陰。

是故聖人不治已病治未病，不治已亂治未亂，此之謂也。夫病已成而後藥之，亂已成而後治之，譬猶渴而穿井，鬬而鑄錐，不亦晚乎？

譯文

所以聖人不治已發生的病而主張未病先防；不治理已形成的動亂，而注重在未亂之前的疏導預防。假如疾病形成以後再去治療，動亂形成以後再去治理，這就好像口渴才去挖井，發生戰鬥才去鑄造兵器，那不是太晚了嗎？

賞析與點評

治未病的含義有二：未病先防，防患於未然；既病防變，防微杜漸。《黃帝內經》提出的「早期診斷、早期治療，預防為主」的學術觀點，對中醫治療學產生了較大的影響。

生氣通天論第三

本篇導讀——

「生氣」一指陽氣，二指陰陽之氣。《素問直解》云：「生陽之氣，本於陰精，互相資益，以名陰陽之氣，皆為生氣」。「通」指通應、貫通。「天」指自然界。本篇論述人體的陰陽之氣與自然界陰陽之氣息息相通，以及陽氣在人體生理、病理中的重要作用及其臨牀意義，故以此名篇。

本篇以人體與自然界相通應為其本，在陰陽協調統一是生命活動存在的根源的基礎上，展開討論陽氣的生理功能、陽氣的病理變化、陽氣與陰精的關係、飲食五味過用對五臟的危害等。強調人體陰陽之氣與自然界陰陽之氣變化相通應，即「天人相應」整體觀，「凡陰陽之要，陽密乃固」的尚陽思想及在臨床中的指導作用。

黃帝曰：「夫自古通天者，生之本，本於陰陽。天地之間，六合之內[1]，其氣九州、九竅、五藏、十二節[2]，皆通乎天氣。其生五[3]，其氣三[4]。數犯此者，則邪氣傷人。此壽命之本也。」

註釋

1 六合：東、西、南、北四方，加之上下（天地）共為六合。2 九州：古指冀、兗、青、徐、揚、荊、豫、梁、雍為九州。九竅：上七竅：耳二、目二、口一、鼻孔二；下竅二：前陰、後陰。十二節：四肢各有三大關節，上肢：腕、肘、肩；下肢：踝、膝、髖，共十二節。3 **其生五**：「其」指天之陰陽，「五」指金、木、水、火、土五行。4 **其氣三**：一指陰陽之氣各有三，即三陰三陽。一指天、地、人三才。

譯文

黃帝說：「自古以來人的生命活動與自然界的變化就是息息相通的，這是生命的根本，生命的根本就是陰陽。在天地之間，四方上下之內，無論是地之九州，還是人的九竅、五臟、十二節，都與自然之氣相通。天之陰陽化生地之五行之氣，地之五行又上應天之三陰三陽。如果經常違反陰陽變化的規律，那麼邪氣就會傷害人體。所以說陰陽是壽命的根本。」

蒼天之氣[1]，清淨則志意治[2]，順之則陽氣固。雖有賊邪[3]，弗能害也。此因時之序[4]。故聖人傳精神[5]，服天氣而通神明[6]。失之則內閉九竅，外壅肌肉[7]衛氣散解[8]，此謂自傷，氣之削也[9]。

註釋

1 蒼天之氣：指天氣而言。天色深玄，故曰蒼天。2 清淨則志意治：淨，通靜，清淨，謂上下天光，無疾風驟雨之意。治，精爽。人之生氣通天，故志意清爽。3 賊邪：泛指外界致病因素。4 此因時之序：因，順也，順應四時之序。5 傳：通「摶」(tuán)，專一，集中。6 服天氣而通神明：服，順也。順應自然界陰陽之氣的變化。通，通曉，神明指陰陽的變化。7 壅：阻塞。8 衛氣：屬於陽氣的一種，具有保衛人體的作用。9 氣之削：人體之陽氣的消減。

譯文

自然界的天氣清淨，人的意志就平和，順應這個道理，陽氣就固密。即使有賊風邪氣，也不能侵害人體，這是因為順應了四季變化的時序。所以善於養生的聖人，能夠聚集精神，呼吸天地精氣，而與天地陰陽的神明變化相統一。如果違背這個道理，在內會使九竅不通，在外會使肌肉壅阻，衛陽之氣耗散，這是自己造成的傷害，而使陽氣受到削弱。

陽氣者若天與日，失其所[1]則折壽而不彰。故天運當以日光明[2]，是故陽因而上，衛外者也。

註釋

1 失其所：所，軌道，規律，太陽不能在其軌道上正常運行。

譯文

人體的陽氣，就像天上的太陽一樣，太陽不能在其軌道上正常運行，萬物就無法生存；人體的陽氣不能正常運行於人體，就會縮短壽命而不能使生命成長壯大。所以天體運行不息，是藉著太陽的光明，同理人體健康無病，是依賴陽氣的輕清向上向外保衛於人體。

因於寒，欲如運樞[1]，起居如驚，神氣乃浮[2]。因於暑，汗，煩則喘喝，靜則多言[3]，體若燔炭，汗出而散[4]。因於濕，首如裹[5]，濕熱不攘[6]，大筋緛短[7]，小筋弛長，緛短為拘[8]，弛長為痿。因於氣[9]，為腫，四維相代[10]，陽氣乃竭。

註釋

1 運樞：運轉，運行，指陽氣在人體活動應該井然有序的運行不息。2 起居如驚，神氣乃浮：驚，妄動。生活起居妄動，陽氣乃浮散而不固。3 煩則喘喝：指陽證熱證的一種表現。4 汗出：發汗法。5 首如裹：頭部沉重不爽，如有物蒙裹。6 攘：排除。7 緛（ruǎn）短：收縮。8 拘：踡縮不伸而拘攣。9 因於氣：猶風也。10 四維：古人認為天由四柱支撐，稱作「四維」。這裏指人的四肢。一說四維指四時寒暑濕風。

譯文

陽氣就會像門戶的開闔一樣相應抗拒，如果起居妄動，神氣浮越，陽氣就不能固密了。如果感受暑邪，就會多汗，煩躁，甚至喘促，喝喝有聲；暑邪傷氣，即使不煩喘時，也會多言多語，人感受了寒邪，寒性收引，腠理閉塞，陽鬱而身體發熱如炭燒，必須發汗袪邪，熱才能退。如果傷於濕邪，濕性重濁，困阻清陽，故頭部就會沉重，如物蒙裹，如果濕熱不能及時排除，就會出現大筋收縮不伸，小筋弛緩無力。大筋收縮不伸叫拘，小筋弛緩無力叫痿。如果氣被風邪所縛，發為氣腫，四肢交替腫痛不休，這是陽氣已衰竭了。

陽氣者，煩勞則張[1]，精絕[2]，辟積於夏[3]，使人煎厥[4]。目盲不可以視，耳閉不可以聽，潰潰乎若壞都[5]，汩汩乎不可止[6]。陽氣者，大怒則形氣絕，而血菀於上[7]，使人薄厥[8]。有傷於筋，縱[9]，其若不容[10]。汗出偏沮[11]，使人偏枯[12]。汗出見濕，乃生痤疿[13]。高梁之變[14]，足生大丁[15]，受如持虛。勞汗當風，寒薄為皶[16]，鬱乃痤。

註釋

1 煩勞則張：煩，通繁，張：鴟張，頻繁的過度操勞，使陽氣亢盛而外越。2 精絕：是指精氣衰竭。因陽氣亢盛耗傷陰精，而導致陰精竭絕。3 辟積：辟，通襞，衣裙的皺褶，引申為重複、積纍。病久積纍。4 煎厥：古病名。因陽氣頻繁勞傷，陰精被煎熬，陰不斂陽則陽亢，導致氣逆昏厥的一種病症。臨床表現為耳鳴、目盲，突然昏厥，稱為煎厥。5 潰潰：潰，水奔流貌。壞都：形容煎厥如同決堤之水奔流難以遏制的城池。6 汩汩（gǔ）：象聲詞，形容水勢洶涌而不可遏止。7 血菀（yùn）於上：血淤於頭部。8 薄厥：古病名。多因大怒，氣血上逆而導致突然昏厥。9 不容：指肢體不能隨意運動。10 縱：弛緩不收。11 汗出偏沮（jū）：沮，阻止。此指半身無汗、半身有汗之症。12 偏枯：半身不遂。13 痤（cuó）：小瘡癤。痱（fèi）：汗疹。14 高：同「膏」，指肥甘之味。粱：同「粱」，即細糧、精米。15 足生大丁：丁，通疔，毒瘡。足，能够。指過食肥甘厚味，內生滯熱，能够生疔瘡。16 皶（zhā）：粉刺。

譯文

人體的陽氣，由於過度煩勞，陰精耗竭，導致不能內斂，陽氣就會亢盛外越，病反覆發作，拖延到了夏天，就容易使人發生煎厥病。主要症狀是眼睛昏蒙看不清東西，耳朵閉塞聽不見聲音，病勢危急，就像湖水潰決，流速迅急，不可遏止。人體的陽氣，大怒時會造成形與氣隔絕，氣血上沖於頭部，使人發生暴厥。陽氣運行受阻，那就會傷筋，筋受傷，弛緩不收，肢體行動不自如。半身無汗半身汗出的，會發生偏枯病。汗出以後感受濕邪，會發生小癤和汗疹。多吃肥甘厚味，能够使人生大疔疽，發病就像拿著空器皿盛東西一樣容易。勞動之後，汗出當風，寒氣阻遏於皮膚，會成為粉刺，鬱積不解，可成為瘡癤。

陽氣者，精則養神[1]，柔則養筋[2]。開闔不得，寒氣從之，乃生大僂[3]。陷脈為瘺[4]，留連肉腠[5]。俞氣化薄[6]，傳為善畏，及為驚駭[7]。營氣不從，逆於肉理，乃生癰腫。魄汗未盡[8]，形弱而氣爍[9]，穴俞以閉，發為風瘧。

註釋

1 精則養神：陽氣具有養神的作用，養神則精神爽慧。2 柔則養筋：陽氣具有養筋脈的作用，養筋則筋脈柔和，活動自如。3 大僂（lóu）：曲背，嚴重的脊柱彎曲不能直立。4 陷脈為瘻：陷脈，邪氣深入脈中。瘻（lòu）：瘡瘍破潰日久成膿，漏下膿水的瘻管。5 留連肉腠：留連，留滯。肉腠：肌肉紋理。6 俞氣化薄（shù）：俞，通腧穴。化，傳化，薄，迫。邪氣從腧穴傳入而內迫五臟。7 魄汗：自汗。8 氣爍：氣消。

譯文

人體的陽氣，養神則精明爽慧，養筋則柔和筋脈活動自如。如果腠理開闔失調，寒邪乘機侵入，就會發生背部屈曲的大僂病。邪氣留滯在肌肉紋理，日久深入血脈，可以形成瘡瘍瘻管。外邪從背部腧穴侵入內迫臟腑，會出現善畏和驚駭之證。如果寒氣入於經脈，營氣不能循經脈運行，阻滯在肌肉之中，會發生臃腫。汗出不透，形體衰弱，陽氣消耗，腧穴閉塞，就會發生風瘧。

故風者，百病之始也，清靜則肉腠閉拒。雖有大風苛毒[1]，弗之能害。此因時之序也。

註釋

1 清靜則肉腠閉拒：人若精神安靜，腠理閉陽氣固，雖有大風屙毒也不能造成傷害。

2 苛毒：苛，暴也，苛毒，指致病性强的邪氣。

譯文

風是引發各種疾病的始因，但是，只要精神安靜，意志安定，腠理就能閉密，就能衞外。即使有大風苛毒，也不能造成傷害。這是順應四時氣候變化規律來養生的結果。

故病久則傳化[1]，上下不並[2]，良醫弗為。故陽畜積病死[3]，而陽氣當隔，隔者當寫，不亟正治，粗乃敗亡[4]。故陽氣者，一日而主外，平旦人氣生，日中而陽氣隆，日西而陽氣已虛，氣門乃閉[5]。是故暮而收拒，無擾筋骨，無見霧露。反此三時[6]，形乃困薄[7]。

註釋

1傳：病邪傳入其他經絡或臟腑。化：變生其他病證。2上下不並：上下之氣不相交通，陰陽否隔。3畜：同「蓄」，蓄積。陽氣蓄積之後就乖隔不通，所以說「陽氣當隔」。4粗：粗，粗工，技術低下的醫生。5氣門：汗孔。中醫認為肺主氣，司呼吸，外合於皮毛。故皮膚的汗孔稱為氣門。6三時：指平旦、日中、日暮。7形乃困薄：困，疲困，薄，衰薄。形體疲困日趨衰弱。

譯文

所以病的時間長了，就會傳導變化，發生其他症候；如果病人上下之氣不能交通，再高明的醫生，也無能為力了。人的陽氣過分蓄積，也會致死，因為陽氣蓄積，隔塞不通，應該用瀉法。如果不及時治療，技術低下的醫工就會敗亡人體正氣而致病人死亡。人身的陽氣，白天都運行於人體外部，日出時人體的陽氣開始生發，中午陽氣最旺盛，到日落時陽氣衰退，汗孔也就關閉了。這時，就應當休息，陽氣收藏於內而拒邪氣於外，不要擾動筋骨，不要冒犯霧露，如果違反了平旦、日中、日暮陽氣的晝夜活動規律，形體就會被邪氣所困，而日趨衰弱。

岐伯曰：陰者，藏精而起亟也[1]；陽者，衛外而為固也[2]。陰不勝其陽，則脈流薄疾[3]，並乃狂[4]；陽不勝其陰，則五臟氣爭[5]，九竅不通。是以聖人陳陰陽，筋脈和同，骨髓堅固，氣血皆從。如是則內外調和，邪不能害，耳目聰明，氣立如故[6]。

註釋

1 起亟（qì）：指陰精不斷的起而與陽氣相應，說明陰精是陽氣的來源。2 陽者，衛外而為固也：陽在外，主護衛人體，而為陰之固。3 薄疾：急迫而快速。4 並乃狂：陽氣亢盛而致的神志狂亂。5 五臟氣爭：五臟氣機不和。6 氣立如故：真氣運行正常

譯文

岐伯說：陰是把精氣蓄藏於體內，而不斷充養陽氣；陽是保衛人體外部，堅固腠理，以保護陰精。如果陰不勝陽，那麼經脈往來流動就會急迫快速，而發為狂病；如果陽不勝陰，那麼五臟之氣就會不調，以致九竅不通。所以聖人調整陰陽，使之各安其位，才能筋脈舒和，骨髓堅固，氣血暢通。這樣內外陰陽之氣調和，邪氣不能侵害，耳聰目明，真氣運行正常。

風客淫氣[1]，精乃亡，邪傷肝也[2]。因而飽食，筋脈橫解[3]，腸澼為痔[4]。因而大飲，則氣逆。因而強力[5]，腎氣乃傷，高骨乃壞[6]。

註釋

1客：邪氣從外面侵入，如客從外來。淫：漸漸侵害元氣。2傷肝：《陰陽應象大論》：「風氣通於肝。」所以說風邪傷肝。3橫解：橫逆弛緩。4腸澼（pì）：瀉下膿血，即痢疾。5強力：勉强用力，勞累過度；又指房事過度。6高骨：腰間脊骨。

譯文

風邪侵入人體，漸漸損害元氣，精血就要消亡，這是由於邪氣傷害了肝臟。這時，如果再過飽食，會使胃的筋脈橫逆弛緩，而形成下瀉膿血的痢疾，進而引發痔瘡。如果飲酒過度，肺氣就會上逆。如果勉強入房，就要損傷腎氣，使脊椎骨損壞。

凡陰陽之要，陽密乃固[1]。兩者不和[2]，若春無秋，若冬無夏。因而和之，是謂聖度[3]。故陽强不能密，陰氣乃絕[4]；陰平陽祕，精神乃治[5]；陰陽離決，精氣乃絕[6]。

註釋

1 凡陰陽之要，陽密乃固：要，要點，引申為關鍵，陽氣固密，陰精才能持守於內。意在强調陽氣在陰陽關係中的重要作用。2 不和：指陰陽偏勝。3 聖度：聖人調理陰陽最好的法度。4 陽强不能密，陰氣乃絕：陽亢不能固密，則陰氣耗而竭絕。5 陰平陽祕，精神乃治：人生所賴，唯精與神，精以陰生，神從陽化，陰陽平密，精神治矣。6 陰陽離決，精氣乃絕：有陰無陽則精絕，有陽無陰則氣絕，兩相離決，非病則亡。

譯文

大凡陰陽的關鍵，在於陽氣固密於外，陰氣才能持守於內。如果陰陽失去平衡和諧，就像一年當中，只有春天沒有秋天，只有冬天沒有夏天一樣。因此，調和陰陽，是最好的養生方法。如果陽氣過於亢盛，不能固密，陰氣就要虧耗而衰竭；陰氣和平，陽氣周密，精神就會旺盛；如果陰陽分離而不相交，那精氣也就隨之而耗竭了。

賞析與點評

凡陰陽之要，陽密乃固，概括了陽氣在陰陽平衡協調中的主導作用，在正常的生理活動中，只有陽氣緻密，陰精才能固守，從而保持陰陽的動態平衡協調，所以說陽氣是陰陽平衡協調的關鍵。如果「陽强不能密」，可致「陰氣乃絕」之病變，從病理方面印證了陽氣的主導作用。重視陽氣的理論對後世醫家有很大影響，成為溫補學派的理論依據。「陰平陽祕，精神乃治」，說明只有陰精寧靜不耗，陽氣才能固密不散，陰陽雙方保持動態平衡協調，才能使精神旺盛，維持正常的生命活動。如果兩者失調，就會導致陰陽偏盛偏衰等病變，甚者發展到「陰陽離決」，則會導致「精氣乃絕」的嚴重後果。

因於露風[1]，乃生寒熱。是以春傷於風，邪氣留連，乃為洞泄[2]；夏傷於暑，秋為痎瘧；秋傷於濕，上逆而欬，發為痿厥[3]；冬傷於寒，春必病溫[4]。四時之氣，更傷五藏。

註釋

1 露風：露水。這裏引申作動詞，有觸冒之意。風，泛指外感邪氣。2 洞泄：水穀不化，瀉泄如洞無底。3 痿厥：病症名，偏意副詞，指痿證。4 冬傷於寒，春必病溫：冬傷於寒，邪不即發，寒氣伏藏，春時陽氣外出，邪隨氣而化熱，發為溫病。

譯文

如果觸冒外邪，就會發生寒熱。所以，春天被風邪所傷，邪氣留滯不去，到了夏天，就會生洞泄病；夏天被暑邪所傷，潛伏於內，到了秋天，就會發生瘧疾；秋天被濕邪所傷，到了冬天，就會氣逆而痰咳，進而發展為痿厥病；冬天被寒邪所傷害，到了春天，必然發生溫熱病。風寒暑濕四時邪氣，會交替傷害五臟。

陰之所生，本在五味[1]，陰之五宮[2]，傷在五味。是故味過於酸，肝氣以津，脾氣乃絕[3]；味過於鹹，大骨[4]氣勞，短肌[5]，心氣抑[6]；味過於甘，心氣喘滿[7]，色黑，腎氣不衡；味過於苦，脾氣不濡[8]，胃氣乃厚[9]；味過於辛，筋脈沮弛[10]，精神乃央[11]。是故謹和五味，骨正筋柔，氣血以流，腠理以密，如是則骨氣以精。謹道如法，長有天命。

註釋

1 五味：酸、苦、甘、辛、鹹。這裏指飲食的五味。2 五宮：即五臟。古人認為，五臟是儲藏精氣之所，故命名為「藏」，即臟。3 味過於酸，肝氣以津，脾氣乃絕：津，滿溢，過度之意。味過於酸，肝氣滿溢，木實克脾土。4 大骨：腰高之骨，腎之府。5 短肌：皮膚乾枯，不潤澤。6 心氣抑：水氣淩心，心氣氣鬱滯不暢。7 味過於甘，心氣喘滿：甘，《太素》作苦，苦傷心則心跳急促而心中煩悶。8 味過於苦，脾氣不濡：苦，《太素》作甘，且下句無不字。濡，濕潤。9 厚：壅滯而脹滿。10 沮弛：敗壞，衰敗；弛，縱也。11 精神乃央：央通「殃」，受傷。一作盡也，即精神乃盡。

譯文

陰精的產生，來源於飲食五味的營養，然而，貯藏陰精的五臟，也會因為過食五味而受傷害。所以過食酸味，酸入肝，會使肝氣過亢，肝木乘脾土，脾氣就會衰弱；過食鹹味，鹹入腎，會使骨氣受傷，水盛則侮土，肌肉枯槁，水氣淩心，心氣就鬱滯；過食苦味，苦傷心，則心跳急促而心中煩悶，臉色發黑，火不足，水氣乘之，腎氣就衰弱了；過食甘味，甘入脾，使脾被濕困，胃氣痞滿；過食辛味，辛入肺，過辛則肺不佈津，會使筋脈失養漸漸衰敗，精神也就頹廢了。所以謹慎地調和五味，使得骨骼正直，筋脈柔和，氣血流通，腠理固密，這樣，就會氣精骨強了。謹慎地按照養生之道去做，就可以享受自然的壽命。

賞析與點評

飲食五味對人體有「養」和「傷」作用的二重性。人體陰精的化生來源於飲食五味，飲食五味正常，則能滋養人體五臟及各組織器官，使生命保持健康。因五味各走其所喜，先入所喜之臟，再滋養其他臟腑，故五味偏嗜時，首先導致所喜之臟的失調而發病，並按乘侮（乘，乘虛侵襲；侮，持強淩弱）規律引起臟腑間的一系列病變，如原文所述既能損傷五臟本身，還可破壞五臟間的相互關係，使陰陽失調，產生各種病變，猶如水能載舟亦能覆舟。在日常生活中應當「謹和五味」，注重飲食五味的調節與均衡，不可偏嗜，這對普羅大眾的飲食調養有一定的指導意義。

金匱真言論第四

本篇導讀——

「匱」是貯藏物品的傢具，這裏指藏書之器。匱以金名，是說內藏之書，乃帝王家所有，不可輕易外傳，珍貴如金，故名金匱。「真言」即見道之論，至真至要之言。強調本篇內容的重要，故以此名篇。

本篇是《內經》闡發陰陽五行學說較為完整的一篇，也是陰陽五行學說在醫學中運用較為突出的一篇。首先討論由於四時八風導致的五臟病變，說明人的生命活動與自然界有不可分割的關係。繼而根據「天人相應」的觀點，闡明人體臟腑組織、形態結構的陰陽屬性，指出人與自然一樣，是眾多陰陽構成的相互聯繫的統一體，反映出生命的對立統一運動觀。最後採用五行歸類的方法，論述了「五藏應四時，各有收受」的理論，將人的生命活動與大自然統一起來。

黃帝問曰：「天有八風，經有五風[1]，何謂？」岐伯對曰：「八風發邪，以為經風，觸五藏，邪氣發病。所謂得四時之勝者，春勝長夏，長夏勝冬[2]，冬勝夏，夏勝秋，秋勝春。所謂四時之勝也[3]。」

註釋

1 經有五風：經，經脈，五風，五臟之風。八風發邪，經脈受之，循經而觸於五臟，致五臟的風證，即肝風、心風、脾風、肺風、腎風。2 長夏：夏秋兩季之間，相當於農曆六月。3 四時之勝：勝，克制。

譯文

黃帝問道：天有八方之風，人有經脈五臟之風，是指甚麼呢？」岐伯回答說：「八方不正之邪風，侵犯經脈，通過五臟六腑之俞而觸動五臟，因而發病。所說的感受四時季節邪氣相剋的情況是指春勝長夏，長夏勝冬，冬勝夏，夏勝秋，秋勝春。這就是所謂的四時季節相剋。」

「東風生於春[1]，病在肝[2]，俞在頸項[3]；南風生於夏，病在心，俞在胸脅；西風生於秋，病在肺，俞在肩背；北風生於冬，病在腎，俞在腰股；中央為土，病在脾，俞在脊。」

註釋

1 東風生於春：春主甲乙木，其位東，故東風生於春。南風、北風、西風可以類推。2 病在肝：根據五行學說，春季與東方及人的肝臟對應，東風成為致病邪氣則傷肝，所以說病在肝。其他，在心、在肺、在脾、在腎可以類推。3 俞在頸項：俞，通「腧」，有運輸氣血的意思。腧穴既是氣血流注之所，也是外邪侵入人體的門戶。

譯文

「東風生於春季，病變多發生在肝經，而表現於頸項；南風生於夏季，病變常發生在心經，而表現於胸脅；西風生於秋季，病變常發生在肺經，而表現於肩背；北風生於冬季，病變常發生在腎經，而表現於腰股；中央屬土，病變常發生在脾經，而表現於脊背。」

「故春氣者病在頭[1]，夏氣者病在藏[2]，秋氣者病在肩背，冬氣者病在四支[3]。」

註釋

1 氣：外界氣候。2 藏：內臟。此處指心。3 四支：四肢。

譯文

「所以春氣為病，多在頭部；夏氣為病，多在心；秋氣為病，多在肩背；冬氣為病，多在四肢。」

「故春善病鼽衄[1]，仲夏善病胸脅，長夏善病洞泄寒中[2]，秋善病風瘧[3]，冬善病痺厥[4]。」

註釋

1 鼽（qiú）：鼻塞流涕。衄（nǜ）：鼻出血。2 洞泄寒中：泄瀉無度為洞泄，寒積於內謂寒中，指裏寒證，脾陽衰微，善病洞泄寒中。3 風瘧：瘧病的一種，4 痺（bì）厥：手足麻木逆冷。

譯文

「所以春天多生鼻塞流涕和鼻出血的病，仲夏多生胸脅病，長夏多生裏寒洞泄病，秋天多生風瘧病，冬天多生手足麻木逆冷病。」

「故冬不按蹺[1]，春不鼽衄；春不病頸項，仲夏不病胸脅；長夏不病洞泄寒中，秋不病風瘧；冬不病痺厥、飧泄而汗出也。」

註釋

1 按蹻：按摩導引。這裏指擾動筋骨的過度活動。

譯文

「所以冬天不做劇烈運動而擾動潛伏的陽氣，春天就不會發生鼽衄。春天不發生頸項病，仲夏也不會發生胸脅病，長夏不會發生洞泄寒中病，秋天不會發生風瘧病，冬天也不會發生痹證、飧泄、汗出過多的病。」

「夫精者[1]，身之本也。故藏於精者，春不病溫。夏暑汗不出者，秋成風瘧。」

註釋

1 精：人身之精，真陰也，人體生命活動的根本。

譯文

「精對人體就如同樹木的根，是生命的源泉。所以冬季善於保養精氣的，春天就不易得溫病。夏天暑熱之時，應該汗出而不出汗，到了秋天就會得風瘧病。」

賞析與點評

本段提出冬季養生的關鍵是閉藏。突出了腎之精氣對四時發病的重要影響。冬天不做劇烈運動去擾動潛伏的陽氣，春天就不會發生鼽衄。張介賓注：「三冬元氣伏藏在陰，當伏藏之時而擾動筋骨，則精氣泄越，以致春夏秋冬各生其病，故冬宜養藏，則春時陽氣隨生，陰精自固，何有鼽衄及如下文之患。」腎者主蟄，封藏之本，腎精閉藏，對外感病內傷病的發病，及人體生長壯老已生命過程有重要的意義。

「故曰陰中有陰，陽中有陽。平旦至日中[1]，天之陽，陽中之陽也；日中至黃昏[2]，天之陽，陽中之陰也；合夜至雞鳴[3]，天之陰，陰中之陰也；雞鳴至平旦[4]，天之陰，陰中之陽也。故人亦應之。」

註釋

1 平旦至日中：清晨至中午，即六至十二時。2 日中至黃昏：中午至日落，即十二至十八時。3 合夜至雞鳴：日落至半夜，即十八至二十四時。合夜，日暮而合於夜，即始夜。4 雞鳴至平旦：半夜至清晨，即零時至六時。

譯文

「所以說，陰中有陰，陽中有陽。白晝屬陽，夜晚屬陰，從清晨至中午，自然界的陽氣是陽中之陽；從中午至黃昏，自然界的陽氣是陽中之陰；從日落到半夜，自然界的陰氣是陰中之陰；從半夜到清晨，自然界的陰氣是陰中之陽。所以人的陰陽之氣也是如此。」

「夫言人之陰陽，則外為陽，內為陰。言人身之陰陽，則背為陽，腹為陰。言人身之藏府中陰陽，則藏者為陰，府者為陽。肝心脾肺腎五藏皆為陰，膽胃大腸小腸膀胱三焦六府皆為陽。所以欲知陰中之陰、陽中之陽者，何也？為冬病在陰，夏病在陽；春病在陰，秋病在陽。皆視其所在，為施鍼石也[1]。故背為陽，陽中之陽，心也；背為陽，陽中之陰，肺也；腹為陰，陰中之陰，腎也；腹為陰，陰中之陽，肝也；腹為陰，陰中之至陰[2]，脾也。此皆陰陽、表裏、內外、雌雄[3]相輸應也[4]。故以應天之陰陽也。」

註釋

1 鍼：鍼刺。石：砭石。2 至陰：根據中醫理論，脾屬土。古人認為天為最大的陽，地為最大的陰，即至陰，所以脾為至陰。3 陰陽、表裏、內外、雌雄：這些相對的名詞都是用取象比類來說明陰陽的。4 輸應：相互對應、呼應的關係。

譯文

「就人體陰陽來說，外部為陽，內部為陰。就身體部位來說，背為陽，腹為陰。就臟腑來說，臟屬陰，腑屬陽。肝、心、脾、肺、腎五臟都屬陰；膽、胃、大腸、小腸、膀胱、三焦、六腑屬陽。為甚麼要知道陰中有陰、陽中有陽的道理呢？這是因為冬病發生在陰，夏病發生在陽；春病發生在陰，秋病發生在陽。都要根據疾病所在部位來進行鍼刺或砭石治療。所以說，背部為陽，陽中之陽為心；背部為陽，陽中之陰為肺；腹部為陰，陰中之陰為腎；腹部為陰，陰中之陽為肝；腹部為陰，陰中之至陰為脾。這些都是人體陰陽、表裏、內外、雌雄的相互呼應關係。它們合於自然界的陰陽變化。」

帝曰：「五藏應四時，各有收受乎[1]？」岐伯曰：「有。東方青色，入通於肝。開竅於目，藏精於肝，其病發驚駭。其味酸，其類草木，其畜雞，其穀麥。其應四時，上為歲星[2]，是以春氣在頭也。其音角[3]，其數八[4]，是以知病之在筋也，其臭臊。

註釋

1 收受：同氣相求，各有所歸。2 歲星：木星。3 角（jué）：五音之一。宮、商、角、徵、羽為五音，分別與五行相配，角屬木、徵屬火、宮屬土、商屬金、羽屬水。4 其數八：「八」為「木」的成數。根據易理，數生五行：天一生水，地六成之；地二生火，天七成之；天三生木，地八成之；地四生金，天九成之；天五生土，地十成之。肝屬木，天三生木，地八成之，所以說「其數八」。

譯文

黃帝説：「五臟與四時相對應，都各有所用嗎？」岐伯答：「有。東方青色，和肝相應。肝開竅於目，精華藏於肝臟，它發病多在頭部。比象來説，在五味中為酸，在植物中為木，在五畜中為雞，在五穀中為麥，在四時中上應於歲星，所以肝病多發生在頭部。在五音中為角，在五行生成數中為八，所以肝病多發生在筋；在五氣中為腥臊。」

賞析與點評

五臟是人體與自然外界聯絡的核心，即肝應春，心應夏，脾應長夏，肺應秋，腎應冬。五臟通過經絡聯絡內與五竅、五華、五色、五體、五音、五味相通；外與五方、五時、五氣相通應，將人體與自然界聯絡為一個天人相應的有機整體，這是中醫學整體觀的重要內容。

「南方赤色，入通於心。開竅於耳，藏精於心，故病在五藏。其味苦，其類火，其畜羊，其穀黍。其應四時，上為熒惑星[1]。是以知病之在脈也。其音徵，其數七，其臭焦」

註釋

1 熒惑星：火星。

譯文

「南方赤色，和心相應。心開竅於耳，精華藏在心，發病多在五臟。比象來說，在五味中為苦味，在五行中為火，在五畜中為羊，在五穀中為黍。在四時中上應於熒惑星，所以心病多發生在血脈。在五音中為徵音，在五行生成數中為七，在五氣中為焦。」

「中央黃色，入通於脾。開竅於口，藏精於脾，故病在舌本。其味甘，其類土，其畜牛，其穀稷。其應四時，上為鎮星[1]。是以知病之在肉也。其音宮，其數五，其臭香。」

註釋

1 鎮星：即土星。

譯文

「中央黃色，和脾相應。脾開竅於口，精華藏在脾臟，發病多在舌根。比象來說，在五味中為甘味，在五行中為土，在五畜中為牛，在五穀中為稷，在四時中上應於土星。所以脾病多發生在肌肉。在五音中為宮音，在五行生成數中為五，在五氣中為香。」

「西方白色，入通於肺。開竅於鼻，藏精於肺，故病在背。其味辛，其類金，其畜馬，其穀稻。其應四時，上為太白星[1]，是以知病之在皮毛也。其音商，其數九，其臭腥。」

註釋

1 太白星：金星。

譯文

「西方白色，與肺相應。肺開竅於鼻，精華藏在肺臟，發病多在背部。比象來說，在五味中為辛味，在五行中為金，在五畜中為馬，在五穀中為稻。在四時中上應金星。所以病多發生在皮毛。在五音中為商音，在五行生成數中為九，在五氣中為腥。」

「北方黑色，入通於腎。開竅於二陰，藏精於腎，故病在谿[1]。其味鹹，其類水，其畜彘[2]，其穀豆。其應四時，上為辰星[3]，是以知病之在骨也。其音羽，其數六，其臭腐。」

註釋

1 谿（xī）：小肉之分，連於筋骨之間，此指肘膝腕踝。2 彘（zhì）：豬。3 辰星：水星。

譯文

「北方黑色，與腎相應。腎開竅於二陰，精華藏在腎臟，發病多在四肢關節。比象來說，在五味中為鹹味，在五行中為水，在五畜中為豬，在五穀中為豆。在四時中上應於水星，所以腎有病會發生在骨骼。在五音中為羽音，在五行生成數中為六，在五氣中為腐。」

「故善為脈者[1]，謹察五藏六府，一逆一從，陰陽、表裏、雌雄之紀，藏之心意，合心於精。非其人勿教，非其真勿授，是謂得道。」

註釋

1 為脈：診脈。

譯文

「所以善於診脈的醫生，小心地審察五臟六腑的氣血逆順以及陰陽、表裏、雌雄的所以然，把這些道理牢記心中，用心精思以知常處變，靈活運用。這樣的脈學是寶貴的，但不要傳授給不適當的人，不是真正的醫學理論也不要向人傳授，這才是醫學傳授之道。」

陰陽應象大論第五

本篇導讀——

本篇是《內經》闡發陰陽、五行學說至為重要而又較為完整的一篇，其內容豐富廣泛，既闡明陰陽的概念、陰陽五行學說的基本內容及其運用，又論證了人體臟腑的生理功能和病理變化及人與自然相通應的理論，故以此名篇，是學習《內經》的重點篇章。

本篇以陰陽學說為主線，全面系統地論述了陰陽的基本概念、基本內容、陰陽學說在人體生理、病理、診法、治則、養生及藥食氣味等方面的具體應用。學習本篇，要重點掌握陰陽五行學說基本概念及內容，聯繫人體生理、病理活動的變化，理解陰陽學說作為中醫學重要的思想方法論的作用，培養運用陰陽五行學說以分析、認識、解釋中醫學理論的能力。

黃帝曰：「陰陽者，天地之道也，萬物之綱紀[1]，變化之父母[2]，生殺之本始，神明之府也[3]，治病必求於本[4]。故積陽為天，積陰為地。陰靜陽躁，陽生陰長，陽殺陰藏。陽化氣，陰成形[5]，寒極生熱，熱極生寒。寒氣生濁，熱氣生清。清氣在下，則生飧泄。濁氣在上，則生䐜脹[6]。此陰陽反作，病之逆從也[7]。」

註釋

1 綱紀：有綱領的意思。總的為綱，分支為紀。2 變化之父母：萬物生長變化的根源。3 神明：變化不測謂之神，品物流行謂之明。推動萬物生成和變化的內在力量稱為神明。4 本：根本。這裏指陰陽。5 陽化氣，陰成形：陽動而散，故化氣，陰靜而凝，故成形。氣和形是事物的兩種狀態，分屬於陰陽。6 䐜（chēn）脹：胸膈脹滿不舒。7 逆：病的異常稱逆證。從：病的正常稱順證。

譯文

黃帝說：「陰陽，是天地間萬物變化的普遍規律，是一切事物的綱領，是萬物發展變化的起源，是生長毀滅的根本，是萬物發生發展變化的動力源泉，因此，治病必須尋求治本的方法。清陽之氣，積聚上升，就成為天；濁陰之氣，凝聚下降，就成為地。陰主靜，陽主動，陽主發生，陰主成長，陽主殺伐，陰主收藏。陽能化氣，陰能成形。寒到極點會轉化生熱，熱到極點會轉化生寒。寒氣的凝聚，能產生濁陰，熱氣的升騰可產生清陽。清陽之氣在下，當升不升，就會發生水穀不化之泄瀉泄。濁陰之氣在上，當降不降，就會發生䐜脹。這是違反了陰陽運行規律，因此疾病也有順證和逆證的不同。

「故清陽為天，濁陰為地。地氣上為雲，天氣下為雨。雨出地氣，雲出天氣。故清陽出上竅[1]，濁陰出下竅[2]。清陽發腠理，濁陰走五藏[3]。清陽實四支，濁陰歸六府。」

註釋

1 上竅：指眼耳口鼻七竅。2 下竅：指前後二陰。3 濁陰走五藏：濁陰，指精血。

譯文

「在自然界，清陽之氣變為天，濁陰之氣變成地。地氣上升就成為雲，天氣下降就變成雨。雨雖從天氣下降，卻是地氣所化；雲雖形成於地氣，卻有賴天氣的蒸發。這些都是由於陰陽相互轉化造成的。同樣，在人體的變化中，清陽出於上竅，濁陰出於下竅。清陽發散於腠理，濁陰注入於五臟。清陽使四肢得以充實，濁陰歸六腑，以降為順，使六腑能夠相安。」

賞析與點評

陽氣輕清，輕者上升，故積陽為天；陰氣重濁，重濁者下降，故陰凝為地，以天地之陰陽說明陰陽的相互對立。「清陽」和「濁陰」所指各不相同，但通過對清陽之氣向上、向外、升發，濁陰之氣向下、向內、沉降等特性的論述，說明人體生理變化，也為後世多種治療方法提供了理論依據。如治療耳目失聰採用益氣升提法，治療表證的宣肺發散法，治療手足厥逆的溫陽法，治療胃腸積滯的攻下法，治療水腫的利水逐水法等，都是在該理論的啟發下建立起來的。

「水為陰，火為陽。陽為氣[1]，陰為味[2]。味歸形，形歸氣[3]。氣歸精[4]，精歸化[5]。精食氣[6]，形食味[7]。化生精，氣生形[8]。味傷形，氣傷精[9]。精化為氣，氣傷於味[10]。」

註釋

1 氣：指功能或活動能力。2 味：泛指一切食物藥物。3 形：指形體，包括臟腑、肌肉、血脈、筋骨、皮毛等。歸：生成、滋養。4 氣歸精：真氣化生精。5 精歸化：精血充盛，又可化生真氣。6 精食（sì）氣：精仰賴氣化而成。食，仰求、供養或依賴。7 形食（sì）味：形體有賴食物的營養。8 化生精，氣生形：氣化、生化的作用，促進了精的生成，同時又充養了形體。9 味傷形，氣傷精：藥物和食物氣味太過，也能傷害人體的形和精。10 精化為氣，氣傷於味：精可以化生氣，產生功能，飲食五味失調也可以傷氣，損傷功能。

譯文

「水屬於陰，火屬於陽。陽是無形的氣，而陰則是有形的味。藥物食物均有氣味，藥食氣味進入身體，參與人體的精形氣化。五味能運化產生水穀之氣，滋養五臟、肌肉、血脈、筋骨、皮毛等有形之體，成為人體生命活動的營養物質。藥食之氣化生人體之精，精仰賴藥食之氣的補養，形體仰賴藥食之味的補給。飲食經過生化生成精，精氣化後來充養形體。藥食味太過不及，也能傷害形體，氣偏盛或不及，也能損傷精氣。

「陰味出下竅，陽氣出上竅。味厚者為陰[1]，薄為陰之陽。氣厚者為陽，薄為陽之陰。味厚則泄，薄則通。氣薄則發泄，厚則發熱。壯火之氣衰[2]，少火之氣壯[3]。壯火食氣[4]，氣食少火[5]。壯火散氣，少火生氣。氣味辛甘，發散為陽，酸苦涌泄為陰。」

註釋

1 味厚者為陰：根據中醫藥學理論，藥物食物之性包括四氣五味。四氣源於一年四季寒熱溫涼的變化，所以藥食之氣分為溫、熱、涼、寒四大類。五味源於地氣，分為酸、苦、甘、辛、鹹五大類。因四氣源於天所以屬陽，五味源於地所以屬陰。但氣味又有厚薄的不同。氣厚的為純陽，味厚的為純陰，氣薄的為陽中之陰，味薄的為陰中之陽。2 **壯火**：藥物、食物中氣厚者，即純陽之品，因純陽亢盛，易傷人體的正氣，後世引申為病理之火。3 **少火**：藥物、食物中氣味溫和之品，因其有溫養人體的作用，後世引申為生理之火。4 **壯火食氣**：壯火侵蝕，消耗元氣。5 **氣食少火**：元氣依賴於少火溫養。

譯文

「味屬陰，所以趨向下竅；氣屬陽，所以趨向上竅。五味之中，味厚的屬於純陰，味薄的屬於陰中之陽。氣厚的屬於純陽，氣薄的屬於陽中之陰。味厚的有泄下作用，味薄的有疏通作用。氣薄的能夠向外發泄邪氣，氣厚的能助陽發熱。亢陽能使元氣衰弱，溫和之陽能使元氣旺盛。因為亢陽會侵蝕元氣，而元氣有賴於微陽的煦養。亢陽耗散元氣，微陽卻使元氣增強。氣味之中，辛甘有發散作用的屬陽，酸苦有涌泄作用的屬陰。」

「陰勝則陽病，陽勝則陰病。陽勝則熱，陰勝則寒。重寒則熱，重熱則寒。寒

傷形，熱傷氣。氣傷痛，形傷腫。故先痛而後腫者，氣傷形也；先腫而後痛者，形傷氣也。風勝則動，熱勝則腫[1]，燥勝則乾，寒勝則浮[2]，濕勝則濡寫[3]。」

註釋　1 腫：癰腫。2 浮：浮腫。3 濡寫：濕瀉。

譯文　「陰氣偏勝，陽氣就會受病；陽氣偏勝，陰氣也會受病。陽氣偏勝會生熱，陰氣偏勝會生寒。寒到極點，會出現熱象；熱到極點，又會出現寒象。寒邪會損傷人的形體，熱邪會損傷人的真氣。真氣受傷會產生疼痛，形體受傷會發生腫脹。凡是先疼後腫的，是因為真氣先傷而影響到形體；先腫後痛的，則是形體先傷而影響真氣。風邪太過，就會發生痙攣動搖；熱邪太過，肌肉就會發生癰腫；燥邪太過，津液就會乾涸；寒邪太過，就會發生浮腫；濕邪太過，就會發生泄瀉。」

「天有四時五行，以生長收藏，以生寒暑燥濕風。人有五臟化五氣[1]，以生喜怒悲憂恐。故喜怒傷氣，寒暑傷形；暴怒傷陰，暴喜傷陽。厥氣上行[2]，滿脈去形[3]。喜怒不節，寒暑過度，生乃不固。故重陰必陽，重陽必陰。故曰：冬傷於寒，春必溫病；春傷於風，夏生飧泄；夏傷於暑，秋必痎瘧；秋傷於濕，冬生咳嗽。」

註釋

1 五氣：五臟之氣，由五氣而生五志，即喜怒悲憂恐。2 厥氣：逆亂之氣。3 滿脈去形：逆亂之氣，滿於經絡，則神氣浮越去離形骸。

譯文

「自然界有春夏秋冬四時的推移、五行的變化，形成了生長收藏的規律，產生了寒暑燥濕風的氣候。人有五臟，五臟化生五臟之氣，產生喜怒悲憂恐五種情志活動。所以過喜過怒可以傷氣，寒暑外侵，會損傷形體；大怒會傷陰氣，大喜會傷陽氣。如果逆氣上沖，血脈阻塞，也會神氣浮越，離形體而去。因此，不節制喜怒，不調攝寒溫，生命就不會穩固。陰氣過盛可轉化為陽病，陽氣過盛也可轉變為陰病。所以說，冬天感受寒氣過多，到了春天就容易發生熱性病；春天感受風氣過多，到了夏天就容易發生飧泄；夏天感受暑氣過多，到了秋天就容易發生瘧疾；秋天感受濕氣過多，到了冬天就容易發生咳嗽。」

帝曰：「余聞上古聖人，論理人形，列別藏府[1]，端絡經脈[2]，會通六合[3]，各從其經；氣穴所發，各有處名；溪谷屬骨[4]，皆有所起；分部逆從[5]，各有條理；四時陰陽，盡有經紀[6]。外內之應，皆有表裏。其信然乎？」岐伯對曰：「東方生風，風生木，木生酸，酸生肝，肝生筋，筋生心。肝主目。其在天為玄，在人為道，在地為化。化生五味，道生智，玄生神。神在天為風，在地為木，在體為筋，在藏為肝，在色為蒼，在音為角，在聲為呼，在變動為握，在竅為目，在味為酸，在志為怒。怒傷肝，悲勝怒；風傷筋，燥勝風；酸傷筋，辛勝酸。」

註釋

1 列別：分別，分辨。2 端絡經脈：審察經脈的相互聯繫。此指推求經脈的起始及循行分部。3 會通六合：四方上下為六合。另十二經脈的陰陽配合也稱六合。這裏包含這兩個意思。聯繫自然界的四方上下六合來排比十二經脈的陰陽六合。4 溪谷：兩山之間的夾道或流水道稱「谷」。山間的河溝為「谿」，同「溪」。此指肌肉會聚之處。因肌肉會聚處肌腱交迭而形成凹陷似「溪谷」。屬骨：骨相連之處。5 分部逆從：分部者，皮之分部。皮部中的浮絡，分三陰三陽，有逆有順，各有調理。6 經紀：指四時陰陽變化規律。

譯文

黃帝問道：「我聽説古代聖人，談論人體的形態，排列辨別臟腑的陰陽；聯繫會通四方上下六合，來審察十二經脈陰陽六合的起止循行與絡屬關係；氣穴各有它所發的部位和名稱；連屬於骨胳的「溪谷」，都有它們的起止點；皮部浮絡的屬陰屬陽，為順為逆，也各有條理；四時陰陽變化，有一定規律；外在環境與人體內部的對應關係也都有表有裏。真是這樣嗎？」岐伯回答説：「東方屬春，陽氣上升而生風，風能滋養木氣，木氣能生酸，酸味能養肝，肝血又能養筋，筋又能養心。肝氣上通於目。它的變化是在天為玄，在人為道，在地為化。化能產生五味，道能產生智慧，玄能產生神。神在天為風，在地為木，在人體中為筋，在五臟中為肝，在五色中為蒼，在五音中為角，在五聲中為呼，在人體的變動中為握，在七竅中為目，在五味中為酸，在情志中為怒。怒能夠傷肝，而悲傷能够抑制怒；風氣能够傷筋，但燥能够抑制風；過食酸味能傷筋，但辛味又能够抑制酸味。」

「南方生熱，熱生火，火生苦，苦生心，心生血，血生脾。心主舌。其在天為熱，在地為火，在體為脈，在藏為心，在色為赤，在音為徵，在聲為笑，在變動為憂，在竅為舌，在味為苦，在志為喜。喜傷心，恐勝喜；熱傷氣，寒勝熱；苦傷氣，鹹勝苦。」

譯文

「南方屬夏，陽氣大盛而生熱，熱能生火，火氣能產生苦味，苦味能養心，心能生血，血能養脾。心氣上通於舌。此時陰陽變化，在天為六氣中的熱，在地為五行中的火，在人體中為血脈，在五臟中為心，在五色中為赤，在五音中為徵，在五聲中為笑，在人體的變動中為憂，在七竅中為舌，在五味中為苦，在情志中為喜。過喜能傷心，但恐可以抑制喜；熱能傷氣，但寒氣可以抑制熱；過食苦味能傷氣，但鹹味可以抑制苦味。」

「中央生濕，濕生土，土生甘，甘生脾，脾生肉，肉生肺。脾主口。其在天為濕，在地為土，在體為肉，在藏為脾，在色為黃，在音為宮，在聲為歌，在變動為噦，在竅為口，在味為甘，在志為思。思傷脾，怒勝思；濕傷肉，風勝濕；甘傷肉，酸勝甘。」

譯文

「中央屬長夏，蒸發而生濕，濕能使土氣生長，土能產生甘味，甘味可滋養脾氣，脾氣能滋養肌肉，肌肉健壯能使肺氣充實。脾氣通於口。它的變化，在天為六氣中的濕，在地為五行中的土，在人體中為肌肉，在五臟中為脾，在五色中為黃，在五音中為宮，在五聲中為歌，在人體的變動中為乾噦，在七竅中為口，在五味中為甘，在情志中為思。思慮可以傷脾，但怒可以抑制思慮；濕氣能傷肌肉，但風氣可以抑制濕氣；過食甘味能傷肌肉，但酸味可以抑制甘味。」

「西方生燥，燥生金，金生辛，辛生肺，肺生皮毛，皮毛生腎。肺主鼻。其在天為燥，在地為金，在體為皮毛，在藏為肺，在色為白，在音為商，在聲為哭，在變動為咳，在竅為鼻，在味為辛，在志為憂。憂傷肺，喜勝憂；熱傷皮毛，寒勝熱；辛傷皮毛，苦勝辛。」

譯文

「西方屬秋，天氣勁急而生燥，燥能使金氣旺盛，金能產生辛味，辛味能够直通肺氣，肺氣能夠滋養皮毛，皮毛潤澤又能滋生腎水。肺氣通於鼻。它的變化，在天為六氣中的燥，在地為五行中的金，在人體中為皮毛，在五臟中為肺，在五色中為白，在五音中為商，在五聲中為哭，在人體的變動中為咳，在七竅中為鼻，在五味中為辛，在情志中為憂。憂能傷肺，但喜可抑制憂；熱能傷皮毛，但寒可以抑制熱；過食辛味能傷皮毛，但苦味可以抑制辛味。」

「北方生寒，寒生水，水生鹹，鹹生腎，腎生骨髓，髓生肝。腎主耳。其在天為寒，在地為水，在體為骨，在藏為腎，在色為黑，在音為羽，在聲為呻，在變動為栗，在竅為耳，在味為鹹，在志為恐。恐傷腎，思勝恐；寒傷血，燥勝寒；

鹹傷血，甘勝鹹。」

譯文　「北方屬冬，陰凝而生寒，寒氣能使水氣旺，水能產生鹹味，鹹味能滋養腎氣，腎氣能滋養骨髓，骨髓充實又能養肝。腎氣通於耳。它的變化在天為六氣中的寒，在地為五行中的水，在人體中為骨髓，在五臟中為腎，在五色中為黑，在五音中為羽，在五聲中為呻吟，在人體的變動中為戰慄，在七竅中為耳，在五味中為鹹，在情志中為恐。恐能傷腎，但思可以抑制恐；寒能傷骨，但燥可以抑制寒；過食鹹能傷骨，但甘味可以抑制鹹。」

「故曰：天地者，萬物之上下也；陰陽者，血氣之男女也[1]；左右者，陰陽之道路也[2]；水火者，陰陽之徵兆也；陰陽者，萬物之能始也[3]。故曰：陰在內，陽之守也；陽在外，陰之使也[4]。」

註釋　1 血氣之男女：借用男女氣血來說明陰陽的相對關係。2「左右者」兩句：古人認為，陰氣右行，陽氣左行。3 能（tāi）始：能，胎之借字。變化生成之原始。4 陰在內，陽之守也；陽在外，陰之使也：陰陽是相互為用的。陰靜，為陽之鎮守；陽動，為陰之使役。

譯文

「所以說，天地上下是負載萬物的穹宇；陰陽是化生氣血，形成雌雄生命體的動源；左右是陰陽運行的道路；而水火則是陰陽的表現；總之，陰陽的變化，是一切事物生成的原始。再進一步說，陰陽是相互為用的。陰在內，主靜，為陽之鎮守；陽在外，主動，為陰之使役。」

帝曰：「法陰陽奈何[1]？」岐伯曰：「陽勝則身熱，腠理閉，喘麤為之俛仰[2]。汗不出而熱，齒乾以煩冤，腹滿死。能冬不能夏[3]。陰勝則身寒，汗出，身常清[4]，數慄而寒，寒則厥，厥則腹滿死。能夏不能冬。此陰陽更勝之變，病之形能也[5]。」

註釋

1 法：取法，運用。2 能：音義同「耐」。3 喘麤為之俛仰：喘麤，喘息急迫，呼吸困難。麤同粗。俛仰，因呼吸困難而身體俯仰擺動。4 清：同「清」(qing)，寒。5 能：通「態」。

譯文

黃帝說：「人怎樣取法陰陽呢？」岐伯回答說：「陽氣太過，身體就會發熱，腠理緊閉，喘息急迫，呼吸困難，身體俯仰擺動。未能及時發汗，熱盛傷陰，故牙齒乾燥，心陰虛而心煩滿悶，若脾胃陰傷，腹部脹滿，中焦之生氣絕，故預後不良。陽盛病患者耐受得冬天，不能耐受夏天。陰氣太過，身體就會惡寒、出汗，身上時常覺冷，甚或時常打寒戰，寒重就會傷陽，出現手足厥冷，若傷脾陽，脾胃中焦氣機升降失司，出現腹部脹滿，就是死證。陰盛病患者耐受得夏天，而耐受不得冬天。這就是陰陽偏勝所引起疾病的症狀。」

帝曰：「調此二者[1]，奈何？」岐伯曰：「能知七損八益[2]，則二者可調；不知用此，則早衰之節也。年四十，而陰氣自半也，起居衰矣；年五十，體重，耳目不聰明矣；年六十，陰痿，氣大衰，九竅不利，下虛上實，涕泣俱出矣。故曰：知之則强，不知則老，故同出而名异耳。智者察同，愚者察異[3]。愚者不足，智者有餘。有餘則耳目聰明，身體輕強，老者復壯，壯者益治。是以聖人為無為之事，樂恬憺之能，從欲快志於虛無之守，故壽命無窮，與天地終。此聖人之治身也。」

註釋　1 二者：指陰陽。2 七損八益：一指女子月事貴在時下，因女性以七年為生命節律變化周期稱七損。八益：男子精氣貴在充滿，因男性以八年為生命節律變化周期稱八益。另：指房中術。3「智者」兩句：聰明人在未病之時注意養生。愚蠢的人，發病之後才知道調養。

譯文

黃帝問：「怎樣調和陰陽呢？」岐伯回答說：「能夠知道七損八益的道理，就可以調和陰陽；不知道這個道理，就會早衰。人到四十歲，陰氣已經減損了一半，起居動作顯得衰退了；到五十歲，身體笨重，耳不聰，目不明；到六十歲，陰痿，氣大衰，九竅功能減退，下虛上實，流鼻涕、淌眼淚等衰老現象都出現了。所以說，懂得養生的人，身體就強健，不懂得養生的人，身體就容易衰老，因此，同時出生，來到世上生活，最後的結果却不相同。聰明人，在沒病時，就注意養生；愚蠢的人，在發病時，才知道調養。愚蠢的人，常感到體力不足，聰明的人卻感到精力有餘。精力有餘，就會耳聰目明，身體輕捷強健，即使年老了，還顯得健壯，強壯的人就更加強健了。所以明達事理的人，順乎自然而不做無益於養生的事，以恬靜的心情為快樂，持守虛無之道，追尋心志的快樂與自由，因此，他的壽命無窮盡，與天地長存。這就是聖人的養生方法。」

「天不足西北[1]，故西北方陰也，而人右耳目不如左明也。地不滿東南[2]，故東南方陽也，而人左手足不如右強也。」帝曰：「何以然？」岐伯曰：「東方陽也，陽者其精並於上，並於上則上明而下虛，故使耳目聰明而手足不便也。西方陰也，陰者其精並於下，並於下則下盛而上虛，故其耳目不聰明而手足便也。故俱感於邪，其在上則右甚，在下則左甚，此天地陰陽所不能全也，故邪居之。」

註釋

1 天不足西北：天為陽，西北陰方，故天不足西北。2 地不滿東南：地為陰，東南陽方，故地不滿東南。

譯文

「天氣在西北方不足，所以西北方屬陰，而人與天氣相應，右邊的耳目也就不如左邊的聰明。地氣在東南方是不滿的，所以東南方屬陽，人左邊的手足也就不如右邊靈活。」黃帝問道：「這是甚麼道理？」岐伯回答說：「東方屬陽，陽氣的精華聚合在上部，上部就旺盛了，而下部就必然虛弱了，所以會出現耳聰目明，而手足不便利的情況。西方屬陰，陰氣的精華聚合在下部，下部就旺盛，上部就必然虛弱了，所以就會出現耳不聰目不明，而手足却便利的情況。因此，同樣感受外邪，如果在上部，那麼身體右側嚴重；如果在下部，那麼身體左側嚴重，這是由於天地陰陽之氣的分佈不均衡，而在人身也是如此，身體陰陽之氣偏虛的地方，就是邪氣滯留的所在。」

「故天有精，地有形。天有八紀[1]，地有五裏[2]。故能為萬物之父母。清陽上天，濁陰歸地。是故天地之動靜，神明為之綱紀。故能以生長收藏，終而復始。惟賢人上配天以養頭，下象地以養足，中傍人事以養五藏[3]。天氣通於肺，地氣通於嗌[4]，風氣通於肝，雷氣通於心，穀氣通於脾[5]，雨氣通於腎。六經為川[6]，腸胃為海，九竅為水注之氣[7]。以天地為之陰陽，陽之汗，以天地之雨名之；陽之氣，以天地之疾風名之。暴氣象雷[8]，逆氣象陽[9]。故治不法天之紀，不用地之理，則災害至矣。」

註釋

1 八紀：八節之紀。即立春、立夏、立秋、立冬、春分、秋分、夏至、冬至八個大節氣。2 五裏：裏通理，指東、南、西、北、中央五方之道理。3 人事：人氣之事，即日常飲食和情志。4 嗌（yì）：咽也。5 穀氣：五穀滋味入脾，谷氣通於脾。6 六經：即太陽、陽明、少陽、太陰、少陰、厥陰，為氣血運行的道路。7 九竅為水注之氣：言人體九竅之泪涕津尿等象大地孔竅之處，皆為水所充灌。8 暴氣：忿怒暴躁之氣。

譯文

9 逆氣象陽：比喻氣之有升無降，有陽無陰。

「所以天有精氣，地有形質。天有八節的氣序，地有五方的佈局。因此，天地能成為萬物生長的根本。清陽上升歸於天，濁陰下降歸於地。所以天地的運動和靜止，是由陰陽的神妙變化而決定的，因而能使萬物春生、夏長、秋收、冬藏，循環往復，永不休止。只有聖賢之人，對上與天氣相配合來養護頭；對下與地氣相順來養護足；居中，則依傍人事來養護五臟。天氣與肺相通，地氣與咽相通，風氣與肝相通，雷氣與心相通，穀氣與脾相通，雨氣與腎相通。六經好像大河，腸胃好像大海，九竅好像水流充灌。如果以天地的陰陽比喻人身的陰陽，那麼，人的汗，就好像天地間的雨；人的氣，就好像天地間的疾風。人的暴怒之氣，就像雷霆；人的逆氣，就好像久晴不雨。所以養生不取法於天地之理，那麼疾病災害就要發生了。」

「故邪風之至，疾如風雨，故善治者治皮毛，其次治肌膚，其次治筋脈，其次治六府，其次治五藏。治五藏者，半死半生也。故天之邪氣，感則害人五藏；水穀之寒熱，感則害於六府；地之濕氣，感則害皮肉筋脈。」

譯文

「外界邪風到來，迅猛如急風暴雨，所以善於治病的醫生，能在病邪剛侵入皮毛時，就給以治療；醫術稍差的，在病邪侵入到肌膚時才治療；更差的，在病邪侵入到筋脈時才治療；再差的，在病邪侵入到六腑時才治療；最差的，在病邪侵入到五臟時才治療。病邪侵入到五臟，治癒的希望與死亡的可能各佔一半。如果感受了天的邪氣，就會傷害五臟；如果感受了飲食的或寒或熱，就會傷害六腑；如果感受了地的濕氣，就會傷害皮肉筋脈。」

「故善用鍼者，從陰引陽，從陽引陰[1]。以右治左，以左治右。以我知彼[2]，以表知裏，以觀過與不及之理。見微得過，用之不殆。

註釋

1「從陰」兩句：取陰經之穴，以治陽經之病；取陽經之穴，以治陰經之病。2 以我知彼：用正常人與病人比較，來推測病變情況。

譯文

「所以善於運用鍼刺的人，有時要取陰經之穴，以治陽經之病；取陽經之穴，以治陰經之病。取右邊穴以治左邊的病，取左邊穴以治右邊的病。用自己的正常狀態比較病人的異常狀態；從在表的症狀去了解在裏的病變，這是為了觀察病人的太過和不及的原因。發現病人的細微變化，就能夠診斷疾病，用來指導治療實踐就不會有危險了。」

「善診者，察色按脈，先別陰陽。審清濁而知部分[1]；視喘息[2]，聽音聲，而知所苦；觀權衡規矩[3]，而知病所主；按尺寸，觀浮沉滑濇，而知病所生，以治無過，以診則不失矣。」

註釋

1 審清濁而知部分：指色診而言。色清而明，病在陽分，色濁而暗，病在陰分。2 喘息：指呼吸的氣息和動態。3 權衡規矩：指四時不同脈象，即春弦中規，夏洪中矩，秋毛中衡，冬沉中權。

譯文

「善於治病的醫生，看病人的面色，按病人脈象，首先要辨別疾病屬陰還是屬陽。審察五色清濁，從而知道何經發病；看病人喘息的情況，聽病人發出的聲音，從而知道病人的痛苦所在；看四時不同的脈象，從而知道疾病在哪一臟腑；切按尺膚和寸口，了解脈象浮沉滑澀，從而知道疾病所在的部位。這樣，在治療上，就可以沒有過失；在診斷上就不會有甚麼失誤了。」

「故曰：病之始起也，可刺而已；其盛，可待衰而已。故因其輕而揚之[1]，因其重而減之[2]，因其衰而彰之[3]。形不足者，溫之以氣；精不足者，補之以味。其高者，因而越之[4]；其下者，引而竭之[5]；中滿者[6]，寫之於內；其有邪者，漬形以為汗[7]；其在皮者，汗而發之；其慓悍者，按而收之[8]；其實者，散而寫之。審其陰陽，以別柔剛[9]。陽病治陰，陰病治陽。定其血氣，各守其鄉，血實宜決之，氣虛宜掣引之[10]。」

註釋

1 輕：病邪輕淺，病在表。揚：用輕宣疏散方法驅邪外泄。2 重：病邪重深，病在裏。減之：以攻瀉方法祛除病邪。3 衰：正氣衰弱。彰之：給予補益之劑。4 越之：使用湧吐方法。5 引而竭之：使用攻下方法。6 中滿：胸腹脹滿。7 漬：浸泡，熱浴法以取汗。8 其慓悍者，按而收之：病情發越太過，可用按伏收斂法。9 柔剛：柔劑、剛劑。即藥性平和或峻猛的藥劑。10 掣引之：掣，牽引，牽拉，升提之法。

譯文

「所以說，病剛發生時，用鍼刺就可治癒；若邪氣盛時，必須等到邪氣稍退時再去治療。所以治病要根據病情來採取相應的措施：在它輕清在表的時候，要加以宣泄；在它重的時候，要加以攻瀉；在病邪衰退正氣也虛的時候，要以補益正氣為主。病人形體羸弱的，應用氣厚之品補之；精不足的，應用味厚之品補之。如病在膈上，病有溫溫語吐者，可用吐法；病在下焦，可用瀉下通便之法；胸腹脹滿的，可用攻瀉理氣之法；如感受風邪的，可用辛涼發汗法；如邪在皮毛的，可用辛溫發汗法；病情發越太過的，可用按伏收斂法；病實證，可用散法和瀉法。觀察疾病屬陰屬陽，來決定應當用柔劑還是用剛劑。病在陽的，也可治其陰；病在陰的，也可治其陽。辨明氣分和血分，使它互不紊亂，血實的當用鍼刺出其血法，氣虛的就用升提之法。」

賞析與點評

本段提出因勢利導的治療原則：

一、根據邪氣的部位施治。以邪實為主的病證，應根據邪氣所在部位和性質採取相應措施，使之從最簡捷的途徑，以最快的速度排除體外，以免病邪深入而過多地損傷正氣。

二、根據邪正盛衰而擇時治療。周期性發作的疾病，應在其發病之前治療。因為這個階段的邪氣較弱，正氣相對較旺盛，如果給予適宜的治療，可收到事半功倍效果。病邪正盛之時，要等待邪氣稍衰後而鍼刺治之，以免損傷正氣。

靈蘭祕典論第八

本篇導讀——

「祕典」乃祕藏之典；「靈蘭」乃靈台蘭室，是古代帝王藏書之所。本篇所論屬於中醫基理論藏象學說的內容，為強調所論內容的重要性，故以此名篇。

本篇以「十二官」為喻，論述了十二臟腑的主要功能活動及其相互關係。提出「凡此十二官者不得相失也」，說明十二臟腑是一個協調的統一體，生理功能上相互聯繫，病理變化上互相影響，體現了《內經》的整體觀思想。特別提出「心為五藏六府之大主」，「故主明則下安」，「主不明則十二官危」的理論。

黃帝問曰：「願聞十二藏之相使[1]，貴賤何如[2]？」岐伯對曰：「悉乎哉問也！請遂言之。心者，君主之官也[3]，神明出焉。肺者，相傅之官[4]，治節出焉。肝者，將軍之官[5]，謀慮出焉。膽者，中正之官[6]，決斷出焉。膻中者[7]，臣使之官[8]，喜樂出焉。脾胃者，倉廩之官[9]，五味出焉。大腸者，傳道之官[10]，變化出焉[11]。小腸者，受盛之官，化物出焉。腎者，作強之官，伎巧出焉。三焦者，決瀆之官，水道出焉。膀胱者，州都之官[12]，津液藏焉，氣化則能出矣。凡此十二官者，不得相失也。故主明則下安，以此養生則壽，歿世不殆，以為天下則大昌。主不明則十二官危，使道閉塞而不通[13]，形乃大傷，以此養生則殃，以為天下者，其宗大危，戒之戒之！」

註釋

1 十二藏：指心、肝、脾、肺、腎、膻中、膽、胃、大腸、小腸、三焦、膀胱十二個臟器。相使：相互聯繫。2 貴賤：主要與次要。3 官：職守。4 相傅：輔佐君主的宰相。相，為佐君者。傅，為教育太子及諸皇子者。5 將軍：以將軍比喻肝的易動而剛強之性。6 中正：剛毅正直，不偏不倚。7 膻中：一說，膻中即心包絡，為心主之宮城。一說，膻中為氣海。8 臣使：即內臣。因膻中貼近心，故為心的臣使。

9 倉廩（lǐn）：貯藏糧食的倉庫。脾胃有受納水穀和運化精微之能，故稱「倉廩之官」。

10 傳道：轉送運輸。11 變化：飲食消化、吸收、排泄的過程。12 州都：水液聚集的地方。13 使道：這裏指十二臟腑相互聯繫的通道。

譯文

黃帝説：「我希望聽聽十二臟器在體內的相互作用，有無主從的區別？」岐伯回答説：「問得真詳細啊！讓我説説吧。心就像君主，聰明智慧是從心產生的。肺好像宰相，主一身之氣，治理調節人體內外上下的活動由它完成。肝好比將軍，謀慮是從它那來的。膽是清虛的臟器，儲藏精汁，具有決斷的能力。膻中像內臣，心的喜樂，都由它傳達。脾胃受納水穀，好像儲存穀物的倉庫，五味轉化為營養，由它產生。大腸主管輸送，食物的消化、吸收、排泄過程在那裏最後完成。小腸接受脾胃已消化的食物後，進一步分清別濁。腎是精力的源泉，主骨生髓能產生技巧。三焦主疏通水道，周身行水的道路，由它管理。膀胱是水液聚會的地方，經過氣化作用，才能把尿排出體外。以上十二臟器的作用，不能失去協調。當然，君主是最主要的。心的功能正常，其他臟腑就能相安。依據這個道理來養生，就能長壽，終身不致有嚴重的疾病；根據這個道理來治理天下，國家就會繁榮昌盛。反之，如果君主昏庸，功能失常，那麼十二官就出問題了。而各個臟器的活動一旦閉塞不通，彼此失去聯繫，形體就會受到傷害，對於養生來説，這是最大的禍殃。這樣治國，國家就有敗亡的危險，要千萬警惕啊！」

賞析與點評

本段認為五臟六腑的功能活動要互相配合，相使相用，不得相失。特別強調心在十二臟中的主宰作用。因為心主血脈，氣血是機體各種功能活動，包括精神意識思維活動的物質基礎，所以心主的功能活動正常，則其他臟腑的功能活動就正常；心主的功能活動失常，也會影響其他臟腑的功能，因此，臨牀上治療臟腑功能失常的病證，既可以從某一臟腑自身的功能活動去調治，也可以從臟腑間的相互聯繫的角度去調治，更可以從調養心神、滋補心血、溫通心陽等角度來進行施治。

「至道在微，變化無窮，孰知其原[1]？窘乎哉[2]！消者瞿瞿[3]，孰知其要？閔閔之當[4]，孰者為良？恍惚之數[5]，生於毫氂[6]，毫氂之數，起於度量，千之萬之，可以益大，推之大之，其形乃制。」

註釋

1原：本源。2窘（jiǒng）：困難。3瞿瞿（jù）：驚疑貌。4閔閔：憂愁貌。5恍惚：似有似無。6毫氂（lí）：形容極微小。

譯文

「醫學的道理極其微妙，變化沒有窮盡，誰能了解它的本源呢？困難得很哪！形體日漸消瘦的人雖然很驚疑，誰能明白其中的原因呢？縱然對自己的身體非常擔憂，誰能知道如何做才好？事物發展的一般規律都是從似有似無極其微小開始的，雖然極其微小，也是可以度量的，千倍萬倍地增加，事物就一步步地增大，擴大到一定程度，它的形狀就明顯了。疾病的發生發展也是這個道理，由極其隱微逐漸發展而成。」

黃帝曰：「善哉！余聞精光之道[1]，大聖之業。而宣明大道[2]，非齋戒擇吉日[3]，不敢受也。」黃帝乃擇吉日良兆，而藏靈蘭之室[4]，以傳保焉。

註釋

1 精光：精純明白。2 宣明：通達光明。3 齋戒：洗心曰「齋」，誠意曰「戒」。即誠心誠意。4 靈蘭之室：黃帝藏書的地方。

譯文

黃帝說：「說得好！我聽到了一番精純明白的道理和聖人的大業。這些通達明瞭的道理，如不誠心誠意選擇吉日，是不敢接受的。」黃帝就選擇了吉日良辰，把這些道理，保存在靈台蘭室，如同寶物一般，讓它傳流下去。

六節藏象論第九

本篇導讀——

本篇「天以六六之節」為依據，科學地論證了天體運行的規律。同時本篇也是《內經》中論述「藏象」較為完整的一篇，對每一臟，均從其性能、其華、其充、陰陽所分，四時通應等方面進行分析，反映出中醫「藏象」的基本含義，即以五臟為中心的五大功能活動系統的理論特點，故以此名篇。

本篇首論天象，闡述天度、氣數的建立，以應「六節」為主題，提出了天氣的周期變化有「候」「氣」「時」「歲」之分，繼則又通過地氣和人有「九九制會」的闡述，揭示了人體臟腑功能活動與自然變化相通應的道理，突出了中醫學「天人相應」的整體觀思想。同時提出了大自然是人類賴以生存的源泉，人的生命活動必然要受自然的制約和影響。最後提出「藏象」一詞，並對五臟生理功能進行了概括性論述。

黃帝問曰：「余聞天以六六之節[1]，以成一歲，人以九九制會[2]，計人亦有三百六十五節以為天地[3]，久矣。不知其所謂也？」岐伯對曰：「昭乎哉問也！請遂言之。夫六六之節，九九制會者，所以正天之度[4]，氣之數也[5]。天度者，所以制日月之行也，氣數者，所以紀化生之用也。天為陽，地為陰；日為陽，月為陰。行有分紀[6]，周有道理[7]。日行一度，月行十三度而有奇焉[8]。故大小月三百十五日而成歲，積氣餘而盈閏矣[9]。立端於始[10]，表正於中[11]，推餘於終，而天度畢矣。」

註釋

1 六六：六十日為一甲子，是為一節。「六六」三百六十就是六個甲子，合為一年，正和周天的度數。2 九九制會：地以九九之法，與天道會通。人，地之誤。地有九野，人有九藏（神臟五，形臟四）。3 節：指腧穴，是人體氣血交會出入的地方。4 度：周天三百六十五度。5 數：一年二十四節氣的常數。6 行有分紀：日月是按照天體中所劃分的區域和度數運行的。7 周有道理：日月環周運行有一定的軌道。8「日行」兩句：奇（jī），餘數。地球繞太陽公轉一周（三百六十度）要三百六十五天，平均每天運行近似一度。古人認為地不動而日行，故曰日行一度。月亮繞地球運轉一周約二十七天，平均每日運行十三度有餘，故曰「日行一度，月行十三度而有奇」。9 積氣餘而盈閏矣：氣，節氣。閏，謂置閏，古曆月份以朔望計算，每月平均得二十九點五日。節氣以日行十五度來計，一年二十四節氣，正合周天三百六十五點二五度，一年十二個月共得三百五十四日，因此，月份常不足，節氣常有餘，餘氣積滿二十九日左右，即置一閏月。故三年必有一閏月，約十九年須置七個閏月，才能使節氣與月份歸於一致。10 **立端於始**：端即冬至節。古曆確定冬至節為一年節氣的開始。11 **表正於中**：以圭表測量日影的長短變形，計算日月的運度，來校正時令節氣。表，即圭表，古代天文儀器之一。

譯文

黃帝問道：「我聽說天是以六個甲子日合成一年，地是以九九之法與天相會通的，而人也有三百六十五節，與天地之數相合，這種說法已經存在很長時間了，但不知是甚麼道理。」岐伯回答說：「問得很高明啊！我就說說吧。六六之節和九九之法，是確定天度和氣數的。天度，是用來確定日月行程、速率的標準；氣數，是用來標明萬物化生的循環周期的。天是陽，地是陰；日是陽，月是陰。日月運行有一定軌跡，萬物化生循環也有一定的規律。每晝夜日行周天一度，而月行十三度有餘。所以有大月小月，合三百六十五天為一年，而餘氣積纍，則產生了閏月。怎樣計算呢？首先確定一年節氣的開始，古曆確定冬至節為一年節氣的開始，然後用圭表測量日影的長短變化，校正一年裏的時令節氣，最後再推算餘閏，這樣，天度就可全部計算出來了。」

帝曰：「余已聞天度矣，願聞氣數，何以合之？」岐伯曰：「天以六六為節，地以九九制會。天有十日[1]，日六竟而周甲[2]，甲六復而終歲，三百六十日法也。夫自古通天者，生之本，本於陰陽。其氣九州、九竅，皆通乎天氣。故其生五，其氣三[3]。三而成天，三而成地，三而成人。三而三之，合則為九，九分為九野，九野為九藏，故形藏四，神藏五[4]，合為九藏以應之也。」

註釋

1 天有十日：天，指天干，天干有十，即甲、乙、丙、丁、戊、己、庚、辛、壬、癸。古以天干紀日，故曰「天有十日」。2 日六竟而周甲：竟，盡，循環之意。即十個天干與十二地支（子、醜、寅、卯、辰、巳、午、未、申、酉、戌、亥）相合，凡六十日為甲子一周，故稱為周甲。3 其生五，其氣三：五，五行。三，三陰三陽六氣。4 形藏四，神藏五：人身形藏指胃、大腸、小腸、膀胱。神藏指心、肝、脾、肺、腎五臟。即心藏神、肝藏魂、脾藏意、肺藏魄、腎藏志。

譯文

黃帝道：「我已聽到關於天度的道理了，希望再聽聽氣數是怎樣與天度相配合的？」岐伯說：「天是以六六之數為節度，地是以九九之法與天相會通的。天有十個日干，代表十天；六個日干周期循環，叫做一個周甲；六個周甲成為一年，這是三百六十日的計算方法。從古以來，懂得天道的，都認為天是生命的本源，生命是本於陰陽的。無論地之九州還是人之九竅，都與天氣相通。因為它們的生長稟受了自然界的五行和三陰三陽之氣。天有三氣，地有三氣，人有三氣，三三合而為九。在地分為九野，在人分為九臟，即四個形臟五個神臟，合為九臟，以與天的六六之數相應。」

帝曰：「余已聞六六九九之會也，夫子言積氣盈閏，願聞何謂氣？請夫子發蒙解惑焉[1]！」岐伯曰：「此上帝所祕，先師傳之也。」帝曰：「請遂聞之。」岐伯曰：「五日謂之候[2]，三候謂之氣[3]；六氣謂之時，四時謂之歲。而各從其主治焉[4]。五運相襲[5]，而皆治之；終期之日，周而復始。時立氣布[6]，如環無端，候亦同法。故曰：不知年之所加[7]，氣之盛衰，虛實之所起，不可以為工矣。」

註釋

1 發蒙解惑：啟發蒙昧，解釋疑惑。2 五日謂之候：五日稱為一候。候，指氣候。3 三候謂之氣：三候稱為一個節氣。一年二十四節氣。4 各從其主治：治病就應順從其當旺之氣。四時各有當令之主氣，如木旺春、火旺夏等。5 五運相襲：五行運行之氣，相互承襲。6 時立氣布：一年之中分立四時，四時之中分佈節氣。7 年之所加：

指各年主客氣加臨情況。

譯文

黃帝說：「我已知道了六六與九九相會通的道理，但夫子說積累餘氣成為閏月，那甚麼叫做氣呢？請夫子啟發我的愚昧，解除我的疑惑！」岐伯說：「這是上帝所隱祕，而由先師傳給我的。」黃帝道：「希望講給我聽聽。」岐伯說：「五天叫一候，三候成為一個節氣；六個節氣為一時，四時為一年。治病就應順從其當旺之氣。五行氣運相互承襲，都有主治之時；到了年終之日，再從頭開始循環。一年分立四時，四時分佈節氣，如圓環一樣沒有開端，五日一候的推移，也是如此。所以說：不知道一年中當王之氣的加臨變化、節氣的盛衰、虛實產生的原因，就不能當醫生。」

帝曰：「五運之始[1]，如環無端，其太過不及何如？」岐伯曰：「五氣更立[2]，各有所勝，盛虛之變，此其常也。」帝曰：「平氣何如？」岐伯曰：「無過者也[3]。」帝曰：「太過不及奈何？」岐伯曰：「在經有也[4]。」帝曰：「何謂所勝？」岐伯曰：「春勝長夏，長夏勝冬，冬勝夏，夏勝秋，秋勝春，所謂得五行時之勝，各以其氣命其藏。」帝曰：「何以知其勝？」岐伯曰：「求其至也，皆歸始春。未

至而至[4]，此謂太過。則薄所不勝，而乘所勝也，命曰氣淫[5]。至而不至，此謂不及。則所勝妄行，而所生受病，所不勝薄之也，命曰氣迫[6]。所謂求其至者，氣至之時也，謹候其時，氣可與期。失時反候，五治不分，邪僻內生[7]，工不能禁也。」

註釋

1 五運之始：五運更迭之程序。2 五氣更立：木、火、土、金、水五運之氣更替主時。2 無過：沒有太過不及。3 經：指古醫經。4 未至而至：前一「至」指時令，後一「至」指氣候。「未至而至」，就是未到其時令而有其氣候。5 氣淫：氣太過。6 氣迫：窘迫，逼迫。7 邪僻：不正之氣。

譯文

黃帝道：「五運的更迭之程序，循環往復，像圓環一樣沒有開端，那麼它的太過和不及如何呢？」岐伯說：「五行運氣，更迭主時，各有其所勝，所以實虛的變化，是正常的事情。」黃帝問：「平氣是怎樣的？」岐伯說：「沒有太過，也沒有不及。」黃帝道：「太過和不及的情況怎樣？」岐伯說：「經書裏有記載。」黃帝問：「甚麼叫做所勝？」岐伯說：「春勝長夏，長夏勝冬，冬勝夏，夏勝秋，秋勝春。這是五行之氣以時相勝的情況，而人的五臟就是根據這五行之氣來命名的。」黃帝說：「怎樣可以知道它們的所勝呢？」岐伯說：「推求臟氣到來的時間，都以立春為標準。如果時令未到而相應的臟氣先到，就稱為太過。太過就侵犯原來自己所不勝的氣，而淩侮它所能勝的氣，這叫「氣淫」。如果時令已到而相應的臟氣不到，就稱為不及。不及則己所勝之氣因無制約就要妄行，所生之氣也因無所養而要受病，所不勝之氣也來相逼迫，這叫「氣迫」。所謂求其至，就是在臟氣來到的時候，謹慎地觀察與其相應的時令，看臟氣是否與時令相合。假如臟氣與時令不合，並且與五行之間的對應關係無從分辨，那就表明內裏邪僻之氣已經生成，這樣，就連醫生也無法控制了。」

帝曰：「有不襲乎？」岐伯曰：「蒼天之氣，不得無常也。氣之不襲，是謂非常，非常則變矣。」帝曰：「非常而變，奈何？」岐伯曰：「變至則病。所勝則微，所不勝則甚[1]。因而重感於邪則死矣。故非其時則微，當其時則甚也[2]。」

註釋

1 所勝則微，所不勝則甚：主氣所勝之變氣至，則其病輕微。而主氣所不勝之變氣至，則其病嚴重。2 非其時，當其時：非其時，不當剋我的時候。當其時，正值剋我的時候。

譯文

黃帝問道：「五行氣運有不相承襲的情況嗎？」岐伯回答說：「自然界的氣運不能沒

有規律。氣運失其承襲，就是反常。反常就要變而為害。」黃帝道：「反常變而為害是怎樣呢？」岐伯說：「會使人發生疾病。如主氣所勝之變氣至，則其病輕微。而主氣所不勝之變氣至，則其病嚴重。假若這個時候再感受了邪氣，就會死亡。也就是說，五行氣運的反常，在不當剋我的時候，病比較輕，而在正值剋我的時候，病就重了。」

帝曰：「善！余聞氣合而有形[1]，因變以正名[2]。天地之運，陰陽之化，其於萬物，孰少孰多，可得聞乎？」岐伯曰：「悉哉問也！天至廣不可度，地至大不可量，大神靈問[3]，請陳其方。草生五色，五色之變，不可勝視；草生五味，五味之美，不可勝極。嗜欲不同，各有所通。天食人以五氣[4]，地食人以五味。五氣入鼻，藏於心肺，上使五色修明，音聲能彰；五味入口，藏於腸胃，味有所藏，以養五氣，氣和而生[5]，津液相成，神乃自生。」

註釋

1 氣合而有形：地氣與天氣相合，而化生萬物而有形。2 因變以正名：正，確定，定正其名。物極謂之變。因陰陽多少不同的變化而定其名。3 大神靈問：所提問題是涉及天地陰陽、變化莫測、微妙難窮的大問題。4 天食（sì）人以五氣：天供給人們五臟之氣。5 氣和而生：五臟之氣協調正常。生：生化機能。

譯文

黃帝道：「說得好！我聽說天地之氣化合而成形體，又根據陰陽不同的變化來確定萬物的名稱，那麼天地的氣運和陰陽的變化，對於萬物所起的作用，哪個大哪個小，可以聽聽嗎？」岐伯說：「你問得很詳細啊！天很廣闊，不容易測度，地很博大，也難以測量，不過既然你提出了這樣的問題，那麼我就說說其中的道理吧。草有五種不同的顏色，這五色的變化，是看不盡的；草有五種不同的氣味，這五味的美妙也是不能窮盡的。人的嗜欲不同，對於色味，是各有其不同嗜好的。天供給人們五氣，地供給人們五味。五氣由鼻吸入，貯藏在心肺，能使面色明潤，聲音洪亮；五味由口進入，貯藏在腸胃裏，所藏的五味，來供養五臟之氣。五氣和化，就有生機，再加上津液的作用，神氣就會旺盛起來。」

賞析與點評

人的生命源於天地之氣，天之五氣泛指四時周期變化為人類帶來的陽光、雨露，具體釋為四時主氣；地之氣泛指飲食、水穀等。天地之氣相互作用，生成人類，所以，大自然為人類生存及生命演化提供適宜環境與物質基礎。天地的五氣、五味由人體受納，經臟腑氣化而生精血津液等生理物質，在此基礎上，人類特有的精神活動隨即產生，體現了《內經》形神合一的生命觀。

帝曰：「藏象何如[1]？」岐伯曰：「心者，生之本，神之變也；其華在面，其充在血脈，為陽中之太陽，通於夏氣。肺者，氣之本，魄之處也[2]；其華在毛，其充在皮，為陽中之太陰[3]，通於秋氣。腎者，主蟄[4]，封藏之本，精之處也；其華在髮，其充在骨，為陰中之太陰，通於冬氣。肝者，罷極之本[4]，魂之居也；其華在爪，其充在筋，以生血氣，其味酸，其色蒼，此為陰中之少陽，通於春氣。脾、胃、大腸、小腸、三焦，膀胱者，倉廩之本，營之居也，名曰器，能化糟粕，轉味而出入者也。其華在脣四白，其充在肌，其味甘，其色黃，此至陰之類，通於土氣。凡十一藏取決於膽也。」

註釋

1 藏象：人體內臟機能活動表現於外的徵象。藏，藏於內的人體的臟器，象，泛指內臟活動表現於外的各種生理病理之徵象。2 魄：人體的精神活動之一，表現為感覺和動作。3 陽中之太陰：肺位於上焦，為陽，應秋氣，為少陰。3 蟄：蟄蟲，冬眠伏藏於土中。此有閉藏之意。4 罷（pí）極：罷，一說疲勞。即四極、四肢。肝華在爪，充在筋，以生血氣，所以為四肢（罷極）之本。

譯文

黃帝問道：「人體內臟與其外在表現的關係如何？」岐伯說：「心是生命的根本、精神智慧之所在；其榮華表現在面部，其功用是充實血脈，是陽中之太陽，與夏氣相應。肺是氣的根本，是藏魄之所在；其榮華表現在皮毛，其功用是充實肌表，是陽中之少陰，與秋氣相應。腎是真陰真陽蟄藏的地方，是封藏的根本，精氣儲藏的所在；其榮華表現於頭髮，其功用是充實骨髓，是陰中之太陰，與冬氣相應。肝藏血主筋，營養四肢，耐受疲勞，魂之所在；其榮華表現在指甲，其功用是充實筋力，可以生養血氣，其味酸，其色蒼青，是陰中之少陽，與春氣相應。脾、胃、大腸、小腸、三焦、膀胱，是水穀所藏的根本，是營氣所生的地方，叫做器，能排泄水穀的糟粕，轉化五味而主吸收、排泄。其榮華表現在口唇四周，其功用是充實肌肉，其味甘，其顏色是黃。這些臟器都屬於至陰一類，與長夏土氣相應。以上十一臟功能的發揮，都取決於膽的功能正常。」

賞析與點評

本節强調了膽在十二臟腑生理功能及相互關係中的重要作用。據李東垣之說，膽主少陽春生之氣，一年四季中只有春氣能正常地生發，其他季節才能正常地變遷，在人體也是如此，只有主生發的膽功能正常，其他臟腑才能正常發揮其功能活動，因此說「十一藏取決於膽」。有人認為「十一」為「土」字之誤，即本句應為「土藏取決於膽」，決乃疏通之意。所謂「土藏」，即通於土氣的脾及胃、大腸、小腸、三焦、膀胱等主飲食物消化吸收的器官。這些臟腑的功能有賴於膽氣疏泄才能發揮正常的功能。

五藏別論第十一

本篇導讀——

「五藏」指包括奇恆之府在內的臟腑的總稱；「別論」指別有所論，與一般論法不同。本篇從「藏」和「寫」兩方面論述了臟腑的不同功能特點，因為這種論述方法，與其他各篇的論述方法有所不同，是對臟腑理論的補充，故以此名篇。

本篇首先論述了五臟、六腑、奇恆之腑的功能活動特點及其區別，並闡釋臟腑藏瀉功能的相互關係及其臨牀意義；之後從胃氣與五臟六腑關係入手，闡發寸口脈之所以能診察臟腑病變的原理以及上察鼻竅、下察魄門、中察氣口在診斷疾病中的意義。

黃帝問曰：「余聞方士[1]，或以腦髓為藏，或以腸胃為藏，或以為府。敢問更相反，皆自謂是，不知其道，願聞其說。」岐伯對曰：「腦、髓、骨、脈、膽、女子胞[2]，此六者，地氣之所生也，皆藏於陰而象於地，故藏而不寫，名曰奇恆之府[3]。夫胃、大腸、小腸、三焦、膀胱，此五者，天氣之所生也，其氣象天，故寫而不藏，此受五藏濁氣[4]，名曰傳化之府[5]。此不能久留，輸寫者也。魄門亦為五藏[6]，使水穀不得久藏。所謂五臟者，藏精氣而不寫也，故滿而不能實。六府者，傳化物而不藏，故實而不能滿也。所以然者，水穀入口，則胃實而腸虛；食下，則腸實而胃虛，故曰實而不滿，滿而不實也。」

註釋

1 方士：這裏指醫生。2 女子胞：即子宮。3 奇恆之府：異於一般的腑，其形態似腑而功能似臟。4 傳化之府：傳化，傳導化物。指五腑，即胃、大腸、小腸、三焦、膀胱。5 魄門：即肛門。

譯文

黃帝問道：「我從醫生那裏聽說，有的把腦髓叫做臟，有的把腸和胃叫做臟，但又有把腸胃叫做腑的。他們的意見各不同，卻都自以為是，我不知到底誰說得正確，希望聽你講一下。」岐伯回答說：「腦、髓、骨、脈、膽和子宮，這六者，是感受地氣而生的，都能藏精血，像地之厚能盛載萬物那樣。它們的作用，是藏精以濡養機體而不泄於體外，這叫做『奇恆之腑』。像胃、大腸、小腸、三焦、膀胱，這五者，是感受天氣而生的，它們的作用，像天之健運不息一樣，所以是瀉而不藏，它們受納五臟的濁氣，叫做『傳化之腑』。它們受納水穀濁氣以後，不能久停體內，經過分化，要把精華和糟粕分別輸送和排出。魄門雖為六腑之一大腸的末端，也為五臟之使役。它的作用，是使糟粕不能長久留存在體內。五臟的功能是藏精而不瀉的，所以然常常被精氣充滿，卻不像腸胃那樣，被水穀所充實。六腑是要把食物消化、吸收、輸瀉出去，所以常常是被水穀充實的，卻不能像五臟那樣被精氣充滿。水穀入口以後，胃雖實，腸卻是空的；等到食物下去，腸中就會充實，而胃又空了，所以說是『實而不滿、『滿而不實的。」

賞析與點評

臟腑分為五臟、六腑、奇恆之府。其區別在於五臟與奇恆之府藏而不瀉，具有滿而不實的特點。六腑是瀉而不藏，具有實而不滿的特點。臟腑藏瀉聯繫非常密切，五臟所藏精氣，是全身營養及各種功能活動的物質基礎。六腑轉化水穀，「寫而不藏」「以通為用」，「以降為順」是五臟藏精氣的基礎。魄門即肛門，是大腸的下口，其功能是排泄水穀糟粕，即參與六腑的傳化；亦與五臟有密切關係。魄門的啟閉要依賴於心神的主宰、肝氣的條達、脾氣的升提、肺氣的宣降、腎氣的固攝，方能不失常度。而魄門功能正常，又對內臟的氣機升降有重要影響。

帝曰：「氣口何以獨為五藏主[1]？」岐伯曰：「胃者，水穀之海，六府之大源也。五味入口，藏於胃以養五藏氣。氣口亦太陰也[2]，是以五藏六府之氣味，皆出於胃，變見於氣口。故五氣入鼻，藏於心肺，心肺有病，而鼻為之不利也。凡治病必察其下[3]，適其脈，觀其志意，與其病也。」

註釋

1 氣口：診脈部位，即掌後橈動脈部位。中醫認為五臟六腑的脈氣在此表現最為明顯，故稱氣口，也叫「脈口」「寸口」。2 氣口亦太陰也：指手足太陰。3 下：指大小便。

譯文

黃帝問道：「診察氣口之脈，為甚麼能夠知道五臟六腑十二經脈之氣血的盛衰呢？」岐伯說：「胃是水穀之海，六腑的源泉。凡是五味入口後，都存留在胃裏，經過脾的運化，產生精華物質來營養臟腑血氣。氣口屬於手太陰肺經，而肺經主朝百脈，所以五臟六腑之氣，都來源於脾胃，而其變化則表現在氣口脈上。自然界的清氣入鼻，進入肺裏，肺開竅於鼻，而肺一有病，鼻的功能也就差了。凡是在治療疾病時，首先要問明病人的二便，辨清脈象，觀察他的情志以及病證如何。」

「拘於鬼神者，不可與言至德；惡於鍼石者，不可與言至巧；病不許治者，病必不治，治之無功矣。」

譯文

如果病人相信鬼神，執迷不悟者，就不必向他說明深奧的醫學理論；如果病人厭惡鍼石，就不必向他說明鍼石治病的技巧；如果病人不同意治療，病一定治不好，即使治療也不會有效果。

異法方宜論第十二

本篇導讀——

「異法」即不同的治療方法；「方宜」指地方環境不同，其治各有所宜。本篇討論了自然環境不同，人們的生活條件、風俗習慣也各有所異，居住不同地方的人在體質上必然會形成各自不同的特點，在發病方面也各不相同，因此在治療上必須因地制宜，各有所异。故以此名篇。

本篇討論了不同地區、不同自然環境和生活習俗，使人的體質各不相同，在發病上也具有不同的特點，強調了醫生要根據地土方宜而施治，創立了砭石、毒藥、九鍼、導引按摩等各種不同的治療方法。特別指出，醫生必須綜合掌握運用多種多樣的治療方法，能做到治療各得所宜，才稱得上「知治之大體」。

黃帝問曰：「醫之治病也，一病而治各不同，皆愈，何也？」岐伯對曰：「地勢使然也[1]。故東方之域，天地之所始生也[2]，魚鹽之地。海濱傍水，其民食魚而嗜鹹，皆安其處，美其食。魚者使人熱中[3]，鹽者勝血[4]。故其民皆黑色踈理，其病皆為癰瘍。其治宜砭石，故砭石者，亦從東方來。」

註釋

1 地勢：指地勢高低、氣候燥濕等因素。2 始生：開始生發。取法春生之氣。3 熱中：熱邪滯留在腸胃裏。因魚性屬火，多食使人積熱於中，而癰發於外。4 鹽者勝血：鹽味鹹，鹹能入血，少則養，過則害，多食則傷血。

譯文

黃帝問道：「醫生治病，一樣的病，而治法不同，但都痊癒了，這是甚麼道理？」

岐伯答說：「這是地理因素造成的。東方地區，氣候像生發的春氣，是出產魚和鹽的地方。由於靠近海邊，當地居民，喜歡吃魚和鹽這類東西，習慣於他們居住的地方，覺得吃得好。但是魚性熱，吃多了，使人腸胃積熱；鹽吃多了，會傷血。所以當地的百姓，大都皮膚色黑，肌理疏鬆，多生癰瘍一類的病。在治療上，適合用砭石，所以砭石療法，來自東方。」

賞析與點評

本段論述了因地制宜的治療思想。由於地理環境水土氣候、生活習俗的影響，不同地域的居民，各有其生理特點，因而在疾病的發生和病理變化上也表現出相當大的差異，所以必須根據地理環境的差異，採取不同的方法來治療五方居民之病。

「西方者，金玉之域，沙石之處[1]，天地之所收引也[2]。其民陵居而多風[3]，水土剛強。其民不衣而褐薦[4]，其民華食而脂肥[5]，故邪不能傷其形體，其病生於內。其治宜毒藥，故毒藥者[6]，亦從西方來。」

註釋

1 沙石：即流沙，今稱沙漠。2 收引：收斂引急，秋天的氣象。3 陵居：依山而居。4 褐薦：用獸毛或麻布為衣、細草為席。5 華食：指吃鮮美酥酪膏肉食物。6 毒藥：泛指治病的藥物。

譯文

「西方地區，出產金玉，是沙漠地帶，氣候像收斂的秋季。那裏的百姓都是依山而居，多風沙，水土性質剛強。當地居民不穿絲綿，多使用獸毛或麻布和草席以御風寒。喜歡吃肥美、容易使人發胖的脂肥食物，肌肉充實，腠理緻密，所以外邪不易犯害他們的軀體，他們的疾病是由飲食、情志造成的，容易生內傷疾病。治療上，就需用藥物，所以藥物療法，來自西方。」

「北方者，天地所閉藏之域也。其地高陵居，風寒冰冽。其民樂野處而乳食[1]，藏寒生滿病[2]。其治宜灸焫[3]，故灸焫者，亦從北方來。」

註釋

1 樂野處：樂於野外居住，即遊牧生活。2 藏寒生滿病：內臟受寒，而發生脹滿等疾病。3 灸焫（ruò）：一種治療方法，即用艾灼燒皮膚以祛寒邪。

譯文

「北方地區，氣候像閉藏的冬季。地勢高，人們住在山上，周圍是寒風凜冽冰凍的大地。當地居民習慣於遊牧生活，吃牛羊乳汁，乳食性寒，這樣，內臟就會受寒，容易生發脹滿病。治療上，應該使用灸焫，以散寒邪。所以灸焫療法，來自北方。」

「南方者，天地所長養[1]，陽之所盛處也。其地下[2]，水土弱[3]，霧露之所聚也。

其民嗜酸而食胕[4]，故其民皆緻理而赤色[5]，其病攣痺[6]。其治宜微鍼[7]，故九鍼者，亦從南方來。」

註釋　1 長養：南方的氣候水土，適宜生長養育萬物。2 地下：地勢低窪。3 水土弱：水濕較重，土地疏鬆。4 胕：即「腐」字。經過發酵腐熟的食物。5 緻理：肌膚密緻。6 攣痺：由於濕熱不除，內著經脈，筋脈拘攣，麻木不仁。7 微鍼：小鍼。

譯文　「南方地區，氣候類似於長養萬物的夏季，是陽氣隆盛的地方。地勢低窪，水土卑濕，霧露聚集多。當地百姓喜歡吃酸類和發酵的食品，所以當地人的皮膚緻密色紅，容易發生拘攣濕痺等病。治療上，應該使用微鍼，所以微鍼療法，來自南方。」

「中央者，其地平以濕，天地所以生萬物也眾。其民食雜而不勞[1]，故其病多痿厥寒熱。其治宜導引按蹻[2]，故導引按蹺者，亦從中央出也。」

註釋　1 食雜：所食之物繁多。2 導引按蹻：古代保健和治病的方法，類似於氣功和按摩。

譯文

「中央地區，地勢平坦多濕，是自然界物種和數量最為豐富的地方。那裏食物的種類很多，人們不感覺煩勞，多發生痿厥寒熱等病。在治療上，應該使用導引按蹻的方法，所以導引按蹻療法，來自中央地區。」

「故聖人雜合以治[1]，各得其所宜，故治所以异而病皆愈者，得病之情[2]，知治之大體也。」

註釋

1 雜合以治：綜合各種療法，用以治病。2 得病之情：能夠全面了解病情。

譯文

「高明的醫生綜合各種療法，鍼對病情，採取恰當的治療，所以療法儘管不同，疾病卻都能痊癒，這是由於全面了解病情，掌握了治病根本方法的原因啊！」

賞析與點評

此篇一是要求醫生根據天時、地利、生活習慣、體質等不同情況使用不同治法，即個體化治療法則；二是倡導各種治法和治療措施的配合應用，如藥物與食療相配合、鍼刺與湯液相配合、鍼砭與藥物及灸法配合運用等。

移精變氣論第十三

本篇導讀——

「移精變氣」即運用某種療法，轉變病人的精神，改變其氣血紊亂的病理狀態，從而達到治療疾病的目的。由於篇首從「古之治病，惟其移精變氣，可祝由而已」談起，故以此名篇。

「移精變氣」所強調的是精神意識對於生理機能的重要影響，即中醫心對身的調控作用。本篇介紹了移精變氣療法的適應症，提出祝由療法，並論述了色診、脈診的重要性，特別強調問診在臨牀中的意義。

黃帝問曰：「余聞古之治病，惟其移精變氣[1]，可祝由而已[2]。今世治病，毒藥治其內，鍼石治其外，或愈或不愈，何也？」岐伯對曰：「往古人居禽獸之間，動作以避寒，陰居以避暑。內無眷慕之累，外無伸官之形[3]。此恬憺之世，邪不能深入也。故毒藥不能治其內，鍼石不能治其外，故可移精祝由而已。當今之世不然。憂患緣其內，苦形傷其外，又失四時之從，逆寒暑之宜，賊風數至，虛邪朝夕，內至五藏骨髓，外傷空竅肌膚，所以小病必甚，大病必死，故祝由不能已也。」

註釋

1 惟其移精變氣：通過思想意識調控來改善精氣的活動狀態。2 祝由：通過祝說病人疾病原由等語言的開導、勸慰，來改變病人的精神狀態，達到治療某種疾病的一種療法。3 伸官：求取做官。

譯文

黃帝問道：「我聽說古時治病，只是轉變病人的思想精神，用「祝由」的方法就可以治癒。現在治病，用藥物從內治，用鍼石從外治，結果還是有好有不好的，這是甚麼道理呢？」岐伯答說：「古時候，人們穴居野外，周圍都是禽獸，靠活動來驅寒，住在陰涼地方來避暑。在內心沒有愛慕的累贅，在外沒有奔走求取官宦的形役。這是恬惔的時代，外邪不易侵犯人體。因此既不需要『毒藥治其內』，也不需要『鍼石治其外』。只需要改變精神狀態，斷絕病根就夠了。現在就不同了。人們心裏經常為憂慮所苦，形體經常被勞累所傷，再加上違背四時氣候和寒熱的變化，這樣，賊風虛邪早晚不斷侵襲，就會內犯五臟深入骨髓，外傷孔竅肌膚，所以小病會發展成為重病，而大病就會病危或死亡，因此，僅依靠祝由是不能把病治好的。」

賞欣與點評

《內經》論精神療法，包括移精變氣、開導勸慰、以情勝情等療法。移精變氣法，又稱祝由療法，主要通過祝説病由，或輔以其他措施，轉移患者對疾病的注意力，解除或減緩病人的心理壓力，調理氣機，達到治療疾病的效果。適用於邪入不深、病情較輕的患者；開導勸慰療法，即運用語言，對患者進行勸説疏導以治療疾病的方法，主要適用於精神情志性疾病。以情勝情療法，是利用五志之間的五行相剋關係，通過屬性相反的情志來矯正情志過激導致的疾病，即一種治療情志過極所致疾病的方法。

帝曰：「善。余欲臨病人，觀死生，決嫌疑，欲知其要，如日月光，可得聞乎？」岐伯曰：「色脈者，上帝之所貴也，先師之所傳也。上古使僦貸季[1]，理色

脈而通神明，合之金木水火土，四時、八風、六合，不離其常，變化相移，以觀其妙，以知其要。欲知其要，則色脈是矣。色以應日，脈以應月，常求其要，則其要也。夫色之變化，以應四時之脈。此上帝之所貴，以合於神明也。所以遠死而近生，生道以長，命曰聖王。中古之治病，至而治之。湯液十日，以去八風五痹之病，十日不已，治以草蘇草荄之枝[2]。本末為助[3]，標本已得，邪氣乃服。暮世之治病也則不然。治不本四時，不知日月[4]，不審逆從，病形已成，乃欲微鍼治其外，湯液治其內，粗工兇兇[5]，以為可攻，故病未已，新病復起。」

註釋

1 僦（jiù）貸季：古時名醫，相傳是岐伯的祖師。2 草蘇草荄（gāi）之枝：即草葉和草根。蘇，葉。荄，根。枝，莖。3 本末為助：在醫療活動中病人與醫生的配合是治療的關鍵。4 不知日月：不了解色脈的重要。5 粗工兇兇（xiōng）：技術不高明的醫生，大吹大擂。

譯文

黃帝說：「很好！我希望遇到病人，能夠觀察疾病的輕重，決斷疾病的疑似。掌握其要領時，心中就像有日月一樣光明，可以讓我聽聽嗎？」岐伯回答說：「對色和脈的診察，是上帝所重視，先師所傳授的。上古時候，有位名醫叫僦貸季，他研究色和脈的道理，通達神明，能聯繫金木水火土五行，四時八風六合，不脫離色脈診法的正常規律，並能從相互變化當中，觀察它的奧妙，了解它的要領。所以要想了解診病的要領，那就是察色與脈。氣色就像太陽一樣有陰有晴，而脈息像月亮一樣有盈有虧，經常注意氣色明晦、脈息虛實的差异，這就是診法的要領。總之，氣色的變化跟四時的脈息是相應的。這一道理，上帝是極重視的，因為它合於自然界和人體規律。掌握了這樣的診法，就可以避免死亡而生命就安全，壽命也就延長了，人們要稱頌為聖王啊！中古時候的醫生治病，疾病發生了才加以治療，先用湯液十天，祛除風痺病邪，如果十天病還沒好，再用草藥治療。另外，醫生和病人也要相互配合，這樣病邪才會被驅除。後世醫生治病就不這樣了。治病不根據四時的變化，不了解色、脈的重要，不辨別色、脈的順逆，等到疾病已經形成了，才想起用微鍼治外，湯液治內，醫技不高明，還大肆吹噓，自以為能夠治癒，結果，原來的疾病沒好，又添上了新病。」

帝曰：「願聞要道。」岐伯曰：「治之要極，無失色脈。用之不惑，治之大則。逆從到行，標本不得，亡神失國。去故就新，乃得真人。」帝曰：「余聞其要於夫子矣。夫子言不離色脈，此余之所知也。」岐伯曰：「治之極於一。」帝曰：「何

謂一？」岐伯曰：「一者因得之。」帝曰：「奈何？」岐伯曰：「閉戶塞牖[1]，繫之病者，數問其情，以從其意。得神者昌，失神者亡。」帝曰：「善。」

註釋

1 閉戶：關門。塞牖（yǒu）：關窗。

譯文

黃帝說：「我希望聽到有關治療的根本道理。」岐伯說：「治病最重要的，在於不誤用色診脈診。使用色脈診法，沒有疑慮，是診治的最大原則。如果把病情的順逆搞顛倒了，處理疾病時又不能取得病人的配合，這樣就會使病人的神氣消亡，身體受到損害。所以醫生一定要去掉舊習的簡陋知識，鑽研新的色脈學問，努力進取，才可以達到上古真人的水準。」黃帝說：「我從您那兒聽說了治療的根本法則。您這番話的要領是，治療不能丟棄氣色和脈象的診察，這我已經知道了。」岐伯說：「診治的極要關鍵，還有一個。」黃帝問：「是甚麼？」岐伯說：「這個關鍵就是問診。」黃帝說：「怎麼去做呢？」岐伯說：「關好門窗，向病人詳細地詢問病情，使他願意如實地主訴病情。經過問診並參考色脈以後，即可作出判斷：如果病人面色光華，脈息和平，這叫『得神，預後良好』；如果病人面色無華，脈不應時，這叫『失神，預後不佳。』」黃帝說：「說得好。」

湯液醪醴論篇第十四

本篇導讀——

湯液和醪醴，是用稻米五穀製成，用以治療疾病的一種酒劑，其清稀液薄的為湯液，稠濁甘甜的叫醪醴。本篇主要討論治病的療效問題，首先從湯液醪醴的製作及應用談起，所以用「湯液醪醴」名篇。

本篇首先以古今對比的方法，論述湯液醪醴的製備和用途，體現了當時醫學的發展及對後世方劑學產生的影響；之後以「形弊血盡，而功不立」突出了「神機」對治病療效的重要作用；提出了「標本不得，邪氣不服」及「病為本，工為標」的理論，闡明病人與醫生相互配合，是治癒疾病的關鍵；最後，以水腫病為例闡述五臟陽已竭水腫病的發病機理與治療原則和方法。

黃帝問曰：「為五穀湯液及醪醴奈何[1]？」岐伯對曰：「必以稻米，炊之稻薪。稻米者完，稻薪者堅。」帝曰：「何以然？」岐伯曰：「此得天地之和，高下之宜，故能至完，伐取得時，故能至堅也。」

註釋

1 湯液醪醴：稻米五穀製成，用以治療疾病的一種酒劑。

譯文

黃帝問道：「怎樣用五穀來製作湯液和醪醴呢？」岐伯答說：「用稻米來醞釀，用稻稈來做燃料。因為稻米之氣完備，而稻稈之性堅硬。」黃帝說：「這是甚麼道理？」岐伯說：「稻穀得天地和氣，生長在高低適宜的地方，所以得氣最完備；又在適當的季節收割，所以稻稈之性最堅實。」

帝曰：「上古聖人作湯液醪醴，為而不用[1]，何也？」岐伯曰：「自古聖人之作湯液醪醴者，以為備耳，夫上古作湯液，故為而弗服也。中古之世，道德稍衰[2]，邪氣時至，服之萬全。」帝曰：「今之世不必已，何也？」岐伯曰：「當今之世，必齊毒藥攻其中[3]，鑱石鍼艾治其外也[4]。」帝曰：「形弊血盡而功不立者何？」岐伯曰：「神不使也。」帝曰：「何謂神不使？」岐伯曰：「鍼石，道也[5]。精神不進，志意不治，故病不可愈。今精壞神去，榮衛不可復收。何者？嗜欲無窮，而憂患不止，精氣弛壞，榮泣衛除[6]，故神去之而病不愈也。」

註釋

1 為而不用：製備後用來祭祀和宴請賓客而不用以治病。2 道德：得到和掌握事物變化規律和道理。3 必齊（zī）：必用。一說齊通劑。4 鑱（chán）石：即砭石。5 道：引導氣血。6 榮泣：榮血枯澀。衛除：衛氣消失。

譯文

黃帝說：「上古時代的醫生，製成了湯液醪醴，只是供給祭祀和宴請賓客之用，而不用它治病，這是甚麼道理？」岐伯說：「上古醫生製成了湯液醪醴，是以備萬一的，所以製成了，並不急用於治病。到了中古時代，社會上講究養生的少了，外邪經常乘虛侵害人體，但只要飲些湯液醪醴，病也就會好的。」黃帝說：「現在人有了病，雖然也吃些湯液醪醴，而病不一定治好好，這是甚麼道理呢？」岐伯說：「現在人有病，必定要內服藥物，外用鑱石鍼艾，然後病才能治好。」黃帝說：「病人形體衰敗，氣血竭盡，治療不見功效，這是甚麼原因？」岐伯說：「這是因為病人的精神和臟腑已經不能對藥物和鍼石發生反應了。」黃帝說：「甚麼叫做精神和臟腑不能發揮應有作用呢？」岐伯說：「鍼石治病，只是引導血氣而已，主要還在於病人的精神志意和臟腑的功能活動。如果病人的神氣已經衰微，病人的志意已經散亂，那病是不會好的。而現在病人正是到了精神敗壞、神氣渙散、榮衛不能恢復的地步了。為甚麼病會發展得這樣重呢？主要是由於嗜欲太過，又讓憂患縈心，不能停止，以致精氣衰敗，榮血枯澀，衛氣消失，所以神氣就離開人體，而疾病也就不能痊癒了。」

賞析與點評

醫生給病人實施的各種治療措施，都要通過病人神氣的運行才能發揮應有的效用。因此，醫生在臨證時，要努力使病人精神振作，樹立起戰勝病魔的信心和決心，情緒樂觀，方能充分調動起患者的精、氣、神，使鍼藥得神之應，共同發揮助正抗邪的功效。

帝曰：「夫病之始生也，極微極精[1]，必先入結於皮膚。今良工皆稱曰，『病成，名曰逆』，則鑱石不能治，良藥不能及也。今良工皆得其法，守其數[2]，親戚兄弟遠近，音聲日聞於耳，五色日見於目，而病不愈者，亦何暇不早乎[3]？」岐伯曰：「病為本，工為標；標本不得，邪氣不服。此之謂也。」

註釋 1極微極精：指病起症狀表現極為精微，不易察覺。2得其法，守其數：得其治療法則，守其治療技術。3何暇：何謂之意。

譯文 黃帝說：「病在初起的時候，是極其輕淺而隱蔽的，不易察覺。病邪只是潛留在皮膚裏。現在，醫生一看，都說是病情嚴重，結果鍼石不能奏效，湯藥也不管用了。現在的醫生都能掌握醫道的法度，遵守醫道的具體技術，與病人的關係像父母兄弟一樣親近，每天都能聽到病人聲音的變化，每天都能看到病人五色的改變，可是病人卻沒有治好，是不是沒有提早治療的緣故呢？」岐伯說：「病人是本，醫生是標，二者必須相得；病人和醫生不能相互配合，病邪就不能驅除。說的就是這種情況啊！」

賞析與點評

關於「病為本，工為標」的論點精闢地描述了病人和醫生、疾病和治療之間的辨證關係，對醫生和患者在治療過程中提出了基本的要求。對於醫生來說，要認識到「病為本」，病人及其病情是第一位的，必須全面、準確地收集病情資料，科學地分析這些資料，才能制訂出符合病情、鍼對病情的有效治療措施。相反，如果主觀片面，先入為主，就是本末倒置，將會導致醫療的失敗。對於患者來說，「病為本，工為標」，要求首先要客觀、真實地向醫生反映自己的實情，使醫生的診療與自己的病情切合。其次，在治療中同醫生密切配合，遵守醫囑。同時，要認識到自己是治療中的主體，充分發揮自己的主觀作用，使自己的精、氣、神處於最佳狀態，才能使醫生的治療充分發揮功效。

帝曰：「其有不從毫毛而生，五藏陽以竭也[1]。津液充郭[2]，其魄獨居，孤精於內，氣耗於外[3]，形不可與衣相保，此四極急而動中。是氣拒於內，而形施於外。治之奈何？」岐伯曰：「平治於權衡[4]。去宛陳莝[5]，微動四極，溫衣，繆刺其處[6]，以復其形。開鬼門，潔淨府[7]，精以時服。五陽已布，疎滌五藏，故精自生，形自盛，骨肉相保，巨氣乃平[8]。」帝曰：「善。」

註釋

1 五藏陽以竭：以通已，竭通遏。2 津液充郭：津液充滿皮膚之內及胸腹腔。3「其魄獨居」三句：魄，指陰精。精得陽則化氣行水。今陽氣被阻遏，體內陰精過剩，水液停留，所以說「其魄獨居」。陰盛則陽愈衰，被阻遏更甚，所以說「孤精盛於內，氣耗竭於外」。這是病理上相互影響的關係。4 **權衡**：指衡量病情的輕重緩急。5 **去宛**：去淤血。**陳莝**（cuò）：攻逐水飲。6 **繆**（miù）**刺**：即病在左取之右，病在右而取之左的鍼刺方法。7 **開鬼門，潔淨府**：鬼門即汗孔，開鬼門即發汗法；淨府即膀胱，潔淨府即利小便。8 **巨氣乃平**：人體的正氣回覆正常。

譯文

黃帝說：「有的病並不先從體表發生，而是五臟的陽氣被阻遏，以致水氣充滿於皮膚及胸腹腔，使陰氣獨盛內，則陽氣更消耗於外，形體浮腫，原來的衣服不能穿了，四肢腫急，影響內臟。這是陽氣隔拒於內，而水氣弛張於外。對這種病怎麼治療呢？」岐伯說：「要根據病情衡量陰陽虛實輕重緩急，來平復水氣，去淤血，消積水，並叫病人輕微地活動四肢，穿溫暖的衣服，使陽氣漸漸傳布，然後用繆刺方法，使他的形體恢復起來。再使汗液暢達，小便通利，使陰精歸於平復。待五臟陽氣輸佈了，五臟鬱積蕩滌了，那麼精氣自然會產生，形體自然會強盛，骨骼和肌肉也就會相輔相成，正氣自然就恢復了。」黃帝說：「講得很好。」

賞析與點評

本篇所論水腫，基本屬於實證。實則宜瀉，故當「去宛陳莝」。水腫病首宜使滯留的水液排出體外，故發汗、利小便是有效的兩種治療方法，應當首先選用，故本篇將「開鬼門，潔淨府」定為大法。若腫而血脈盛滿者，則可瀉去其惡血，用放血或通血脈之法。五臟陽已竭，其治本之法，更當著眼於陽。陽虛者當補，陽鬱者宜通，歷來治水名方，無不由此推究，正如張景岳云：「蓋水之與氣，雖為同類，但陽王則氣化而水即為精，陽衰則氣不化而精即為水。故凡病水者，本即身中之血氣，但其為邪為正，總在化與不化耳」。

脈要精微論第十七

本篇導讀——

「脈要」指切脈的綱要；「精微」是精湛微妙的意思。由於本篇討論望、聞、問、切四種診斷方法，其中尤以論脈更為精要深微，故以此名篇。

本篇首論診脈的基本原則，如：時間、部位、方法；後論各種診法的診病原理和具體運用，強調「四診合參」；最後論脈與四時相應，五臟失守的病症及尺膚診病法。

黃帝問曰：「診法何如？」岐伯對曰：「診法常以平旦，陰氣未動，陽氣未散，飲食未進，經脈未盛，絡脈調勻，氣血未亂，故乃可診有過之脈[1]。」

註釋

1 有過之脈：有病之脈。

譯文

黃帝問道：「診脈的方法如何？」岐伯回答說：「診脈常在清晨，因為這時陰氣未曾擾動，陽氣還未散盡，又未用過飲食，經脈之氣不亢盛，絡脈之氣也調和，氣血未擾亂，所以容易診出有病的脈象。」

賞析與點評

診法常以平旦的原則，其實質是診病必須保持寧靜，以使病人氣血不受其他因素幹擾，這樣，才便於辨出病脈。當然，診脈不可能全在平旦，更多的是其他時間，但診病時令病人安靜，保持環境安靜，對平旦診脈的時間規定不必拘泥，而只宜守其法度。

「切脈動靜而視精明[1]，察五色[2]，觀五藏有餘不足，六府強弱，形之盛衰，以此參伍[3]，決死生之分。」

註釋　1 動靜：脈象搏動的變化。精明：指眼睛，兩目的瞳神。2 五色：面部紅、黃、青、白、黑五種色澤。3 參伍：相參互證，對比異同。

譯文　「在診察病人脈象動靜變化的同時，還要看他的兩目瞳神、面部色澤，從而分辨五臟是有餘還是不足，六腑是強還是弱，形體是盛還是衰，將這幾個方面加以綜合考察，來判別病人的死生。」

「夫脈者，血之府也[1]。長則氣治[2]，短則氣病[3]，數則煩心[4]，大則病進[5]。上盛則氣高[6]，下盛則氣脹。代則氣衰[7]，細則氣少[8]，濇則心痛[9]。渾渾革至如涌泉[10]，病進而色弊；綿綿其去如弦絕[11]，死。」

註釋　1 脈者，血之府：脈是血液聚會的地方。2 長：指長脈，脈體充滿本位。治：有順的意思，氣機調順正常。3 短：短脈，脈體短而不及本位，中間有，兩頭無。4 數：數脈，即一息六至或以上。煩心：心裏煩熱。5 大：大脈，脈象滿指，大實有力。病進：病勢正在發展。6 上盛：上部脈，寸脈搏動有力。盛，搏動有力。下文「下盛」，下部脈，尺脈。7 代：代脈。脈來動而中止，為一種有規律的間歇脈。8 細：細脈。

應指脈細，狀如絲線。9 濇：濇脈，往來滯澀，如輕刀刮竹。10「渾渾」句：渾渾，言脈氣亂也。革至者，謂脈來弦而大，實而長也。如湧泉者，洶湧無序，主邪氣亢盛。11「綿綿」句：王冰：「綿綿，言微微似有，而不甚應手也。如弦絕者，言脈卒斷，如弦之絕去也。」

譯文

「脈是血液聚會的地方，而血的循行，要依賴氣的統率。脈長説明氣機順達，脈短説明氣滯故應手而短，脈數説明心裏煩熱，脈大是表示病勢進增。若見上部脈盛，是病氣塞於胸；若見下部脈盛，是病氣脹於腹。代脈是病氣衰，細脈是病氣少，濇脈是病氣痛。脈來剛硬混亂，勢如湧泉，這是病情加重，到了危險的地步；若脈來似有似無，其去如弓弦斷絕，那是必死的。」

「夫精明五色者，氣之華也。赤欲如白裹朱，不欲如赭[1]；白欲如鵝羽，不欲如鹽；青欲如蒼璧之澤[2]，不欲如藍；黃欲如羅裹雄黃[3]，不欲如黃土；黑欲如重漆色[4]，不欲如地蒼[5]。五色精微象見矣，其壽不久也[6]。夫精明者，所以視萬物，別白黑，審短長。以長為短，以白為黑，如是則精衰矣。」

註釋

1 赭（zhě）：色赤而紫。2 蒼璧之澤：色澤青而明潤的玉石。3 羅裹雄黃：黃中透紅之色。4 重漆色：色澤黑而有光澤。5 地蒼：地之蒼黑，枯暗如塵。6「五色」兩句：吳昆：「真元精微之氣，化作色相，畢現於外，更無藏蓄，是真氣脫也，故壽不久。」

譯文

「眼目、面部五色，是五臟精氣的外在表現。赤色應該像白綢裹著硃砂一樣，白裹透紅，紅潤有光澤，不應像赭石那樣，赤而帶紫；白色應該像鵝的羽毛，白而光潔，不應像鹽那樣，白而晦暗；青色應該像蒼璧，青而潤澤，不應像青靛那樣，青而沉暗；黃色應該像羅裹雄黃，黃中透紅，不應像土那樣，黃而晦滯；黑色應該像重漆，黑而明潤，不應像地蒼色那樣，黑而枯暗。假如五臟真藏之色顯露於外，那麼壽命也就不能長久了。人的眼睛，是用來觀察萬物，辨別黑白，審察長短的。如果長短不分，黑白顛倒，就證明五臟的精氣衰敗了。」

「**五藏者，中之守也**[1]。中盛藏滿、氣勝傷恐者，聲如從室中言，是中氣之濕也。言而微，終日乃復言者，此奪氣也。衣被不斂，言語善惡，不避親踈者[2]，此神明之亂也。倉廩不藏者[3]，是門戶不要也[4]。水泉不止者[5]，是膀胱不藏也。得守者生，失守者死。」

註釋

1 **五藏者，中之守**：五臟作用是藏精氣和神氣，而鎮守於內。2 **不避**：不別，不分。3 **倉廩**：指脾胃。穀藏曰倉，米藏曰廩。倉廩指儲藏米穀的倉庫。中醫認為脾胃有受納腐熟水穀、運化精微的功能，故稱脾胃為倉廩之本。4 **門戶不要**：大便失禁。要，約束。5 **水泉**：小便的美稱。

譯文

「五臟的作用是藏精藏神鎮守於內的。如果腹氣盛，肺臟氣滿溢到對身體有害氣盛變息，善傷於恐，說話聲音重濁，像從內室中發出的一樣，這是中氣被濕邪阻滯的緣故。如果講話時聲音低微，好半天才說下句話，這表明正氣衰敗了。如果病人不知收斂衣被，言語錯亂，不分辨親疏遠近，這是精神錯亂了。如果腸胃不能納藏水穀，大便失禁，這是腎虛不能固攝造成的；如果小便失禁，這是膀胱不能閉藏造成的。總之，如果五臟能夠內守，病人的健康就能恢復；否則，五臟失守，病人就會死亡。」

賞析與點評

五臟藏精氣神於內，是生命活動的基礎。察五臟失守與得守，能反映五臟精氣盛衰，成為病症診斷的依據，可從聞聲及問病入手。聲音重濁，則是中氣為濕邪所困，為脾失守。聲音低微，言不能續，則是氣被劫奪，為肺失守。不知羞恥，罵詈不避親疏，則是神明之亂，為心失守。泄利不禁，門戶不固，則是脾胃失調，為脾失守。小便失禁，則是膀胱失約，為腎失守。

「夫五藏者，身之強也。頭者，精明之府[1]，頭傾視深[2]，精神將奪矣。背者，胸中之府，背曲肩隨，府將壞矣。腰者，腎之府，轉搖不能，腎將憊矣。膝者，筋之府，屈伸不能，行則僂附[3]，筋將憊矣。骨者，髓之府，不能久立，行則振掉[4]，骨將憊矣。得強則生，失強則死。」

註釋

1 精明之府：精氣聚集的處所。2 頭傾視深：頭部低垂，兩目深陷無光。3 僂附：曲背低頭。4 振掉：動搖。

譯文

「五臟是人體強健的基礎。頭是精明之府，如果頭部下垂，兩目深陷無光，說明精神要衰敗了。背是胸之府，如果是背彎曲而肩下垂，那是胸要壞了。腰是腎之府，如果腰部不能轉動，那是腎氣要衰竭了。膝是筋之府，如果屈伸困難，走路時曲背低頭，那是筋要疲憊了。骨是髓之府，如果不能久立，行走動搖不定，那是骨要衰頹了。總之，如五府能夠由弱轉強，就可復生；否則，就會死亡。」

賞析與點評

五臟精氣神藏於內，養身形於外，身形強弱亦反映五臟精氣盛衰。察五臟得強與失強，可審查身體的頭、胸、腰、膝、脛（骨）五府。頭顱內藏腦髓，外通七竅，若頭低垂不舉，目陷無光，則五臟精氣已衰，神氣將失。胸背內藏心肺，若背曲肩垂，為心肺精氣衰敗，不能上營肩背之象。腰部為腎所居，腰痛轉側困難，為腎氣敗壞之徵。肝主筋，膝為諸筋所聚，膝關節屈伸不利，走路彎腰扶物，為肝氣敗壞之徵。骨中藏髓，不耐久行，行則搖擺，為骨氣衰敗，腎臟失強之徵。

岐伯曰：「反四時者，有餘為精，不足為消。應太過，不足為精；應不足，有餘為消。陰陽不相應，病名曰關格。」

譯文

岐伯說：「脈氣有時會與四時之氣相反，如相反的形象為有餘，這是邪氣勝了精氣；相反的形象為不足，這是由於血氣先已消損。按照時令來講，臟氣當旺，脈氣應有餘，却反見不足的，這是邪氣勝了精氣，脈氣應不足，却反見有餘的，這是正不勝邪，血氣消損而邪氣猖獗。這種陰陽氣血不相順從、邪正不相適應的情況，發生的疾病名叫關格。」

帝曰：「脈其四時動奈何？知病之所在奈何？知病之所變奈何？知病乍在內奈何[1]？知病乍在外奈何？請問此五者，可得聞乎？」岐伯曰：「請言其與天運轉大也。萬物之外，六合之內。天地之變，陰陽之應，彼春之暖，為夏之暑；彼秋之忿[2]，為冬之怒[3]；四變之動[4]，脈與之上下[5]。以春應中規[6]，夏應中矩[7]，秋應中衡[8]，冬應中權。[9]是故冬至四十五日，陽氣微上，陰氣微下；夏至四十五日，陰氣微上，陽氣微下。」

註釋

1 乍：突然。2 忿：急。此指秋氣勁急。3 怒：此指嚴冬的氣勢。4 四變之動：春夏秋冬四時的變遷。5 上下：往來。即脈象浮沉盛衰的變化。6 春應中規：形容春脈應合於規之象，圓滑流暢。7 夏應中矩：形容夏脈應合於矩之象，洪大方正。8 秋應中衡：形容秋脈應合於衡之象，輕平虛浮。9 冬應中權：形容冬脈應合於權之象，沉伏下垂。

譯文

黃帝問道：「脈有四時的變化是怎樣的？從診脈知道疾病的所在是怎樣的？從診脈知道疾病的變化如何？從診脈知道疾病忽然在內是怎樣的？從診脈知道疾病忽然在外是怎樣的？請問這五個問題，可以講給我聽嗎？」岐伯答說：「讓我說說這五者的變化與天地運轉的關係吧。世間萬物之外，四方上下六合之內。天地的變化，陰陽的消長，如春天的舒緩，發展成為夏天的酷熱；如秋天的勁急，發展成為冬天的嚴寒；脈象的往來上下與這四時陰陽的變遷是相應的。春脈之應象中規，夏脈之應象中矩，秋脈之應象中衡，冬脈之應象中權。所以四時陰陽的情況，冬至一陽生，到四十五天，陽氣微升，陰氣微降；夏至一陰生，到四十五天，陰氣微升，陽氣微降。」

賞析與點評

脈應四時，是人與天地相參在脈象上的反映。一年之中陰陽二氣的消長決定了春溫、夏熱、秋涼、冬寒的變化，人與天地相參，受此影響，人的脈象也隨季節更疊而有春天圓滑、夏天方大、秋天浮毛、冬天沉石的不同。冬至和夏至是陰陽消長的兩個轉折點，冬至一陽生，冬至後四十五日以至立春，陽氣漸長，陰氣漸消；夏至一陰生，夏至後四十五日以至立秋，陰氣漸長，陽氣漸消。陰陽消長，四季更疊，循環往復，年年如此。脈象規矩權衡，相期而至，是為正常，否則為病，為死，並可依此周期推斷病死之時。所以，必須把握人與天地如一的規律，方能察脈辨病，預決死生。

「陰陽有時，與脈為期。期而相失，知脈所分；分之有期，故知死時。微妙在脈，不可不察；察之有紀，從陰陽始。始之有經，從五行生；生之有度，四時為宜。補寫勿失，與天地如一。得一之情，以知死生。是故聲合五音[1]，色合五行[2]，脈合陰陽。」

註釋

1 聲合五音：人的聲音和五音相適應。2 色合五行：人的氣色，青合木，黃合土，赤合火，白合金，黑合水。

譯文

「這陰陽的消長，有一定時間性，與脈象的變化相一致。假如脈象和四時不相應，就可從脈象裏知道病是屬於何臟；再根據臟氣的盛衰，就可以推究出病人的死期。這裏的微妙都在脈象上，不可不細心地體察；而體察是有一定要領的，必須從陰陽開始。陰陽亦有開端，它是藉著五行產生的；而它的產生又是按一定的法則，即以四時的變化為其規律。看病時就要遵循著這個規律而不能偏離，將脈象與天地陰陽的變化聯繫起來考慮。如果真正掌握了這種聯繫起來看問題的訣竅，就可以預知死生了。所以說，人的聲音是與五音相適應的，人的氣色是與五行相適應的，而人的脈象則是與天地四時的陰陽變化相適應的。」

「是故持脈有道，虛靜為保。春日浮，如魚之游在波[1]；夏日在膚，泛泛乎萬物有餘；秋日下膚[2]，蟄蟲將去；冬日在骨，蟄蟲周密[3]，君子居室。故曰：知內者按而紀之，知外者終而始之。此六者[4]，持脈之大法。」

註釋

1 如魚之游在波：比喻春脈浮而未顯。2 下膚：脈搏由浮而微沉，非輕舉所能觸知。3 蟄蟲：藏伏土中越冬的蟲。4 六者：指春、夏、秋、冬、內、外。

譯文

「所以持脈有一定的要訣，虛心靜氣是寶貴的。脈象隨著季節的不同而不同。春天脈上浮，像魚遊波中一樣；夏天脈充皮膚，浮泛像萬物充盛有餘；秋天脈見微沉，似在膚下，就像蟄蟲將要入穴一樣；冬天脈沉在骨，像蟄蟲密藏洞穴，人們深居室內似的。所以說：要知道脈之在裏怎樣，必須深按才能得其要領；而要知道脈之在表怎樣，則要著重根據病情來推究致病的本源。以上春、夏、秋、冬、內、外這六點，就是持脈的大法。」

玉機真藏論第十九

本篇導讀——

「玉機」璇璣玉衡，可窺天道，有珍重之意，「真藏」則指真臟脈。由於本篇主要討論四時五臟的平脈（正常脈象）及太過和不及的病脈，特別是重點論述真臟脈的形成機理及臨床意義等，還講了五臟疾病的傳變規律、五臟虛實之證的生死等，內容非常重要，應刻在玉版上以示珍重，故以此名篇。

本篇內容有以下幾方面：一、系統地叙述了五臟之脈在順應四時氣候變化的情況下，所表現的正常、太過、不及的脈象，並對太過、不及的脈象所主的病證作了分析。二、用五行生剋乘侮的關係說明五臟疾病的一般傳變規律，提示人們知常達變，聯繫實際具體分析。三、敍述了五臟真臟脈的脈象、產生機制及臨床意義。四、闡述了診療疾病時，必須全面地觀察病人的形體、神氣、色澤、脈象等，進行綜合分析，才能診治無誤。五、以五實五虛為例，闡述了實證和虛證的機轉，從而為虛、實兩種證的治療奠定立法基礎。

黃帝問曰：「春脈如弦，何如而弦？」岐伯對曰：「春脈者肝也，東方木也，萬物之所以始生也。故其氣來[1]，耎（ruǎn）弱輕虛而滑，端直以長，故曰弦，反此者病。」帝曰：「何如而反？」岐伯曰：「其氣來實而強，此謂太過[2]，病在外；其氣來不實而微[3]，此謂不及[4]，病在中。」帝曰：「春脈太過與不及，其病皆何如？」岐伯曰：「太過則令人善忘[5]，忽忽眩冒而巔疾[6]；其不及，則令人胸痛引背，下則兩脅胠滿[7]。」帝曰：「善。」

註釋

1 氣：指脈氣。2 太過：是說臟氣大盛。3 不實：脈不充盈。微：脈來微弱。4 不及：是說臟氣不足。5 善忘：忘，當作怒。善怒，易怒也。6 忽忽：恍惚而精神不清爽；眩冒：即眩暈昏亂。巔疾：巔頂的病，如頭痛、頭暈之類，還指猝然撲倒。7 胠（qū）：脅上腋下部位。

譯文

黃帝問道：「春天的脈象如弦，怎樣才算弦呢？」岐伯答說：「春脈內應肝臟，屬東方的木，具有萬物生長的氣象，因此它的脈氣軟弱輕虛而滑，正直而長，所以叫做弦脈。與此相反，就是病脈。」黃帝問：「相反的脈像是甚麼樣子呢？」岐伯答說：「脈氣來時，實而且強硬，這叫做太過，主病在外；脈氣來時不實而且微弱，這叫做不及，主病在內。」帝曰：「春脈太過與不及，都能夠發生甚麼病變呢？」

岐伯回答說：「肝氣太過了，會使人易怒，發生目眩冒悶頭痛；如果不及，則使人胸部疼痛，牽引背部，向下兩脅脹滿。」黃帝說：「說得好。」

帝曰：「夏脈如鉤[1]，何如而鉤？」岐伯曰：「夏脈者心也，南方火也，萬物之所以盛長也。故其氣來盛去衰，故曰鉤，反此者病。」帝曰：「何如而反？」岐伯曰：「其氣來盛去亦盛，此謂太過，病在外；其氣來不盛去反盛，此謂不及，病在中。」帝曰：「夏脈太過與不及，其病皆何如？」岐伯曰：「太過則令人身熱而膚痛，為浸淫[2]；其不及則令人煩心，上見咳唾，下為氣泄[3]。」帝曰：「善。」

註釋

1 鉤：指夏天的脈象來時浮洪盛大去時漸衰，喻如鉤。2 浸淫：指濕熱傷膚表的浸淫瘡。心脈太過，火氣外浮，熱傷膚表。3 氣泄：矢氣，俗稱放屁。

譯文

黃帝問道：「夏天的脈象如鉤，那麼怎樣才算鉤呢？」岐伯答說：「夏脈內應心臟，屬南方的火，具有萬物盛長的氣象。因此脈氣來時充盛，去時反衰，猶如鉤的形象，所以叫做鉤脈。與此相反，是病脈。」黃帝說：「相反的脈像是甚麼樣子呢？」岐伯說：「其脈氣來時盛去時也盛，這叫太過，主病在外；脈氣來時不盛，去時反而充盛，這叫不及，主病在內。」黃帝說：「夏脈太過與不及，都會發生甚麼病變呢？」岐伯說：「太過會使人發熱、皮膚痛、發浸淫瘡；不及會使人心煩，在上部會發生咳唾，在下部會發生矢氣。」黃帝說：「說得好。」

帝曰：「秋脈如浮，何如而浮？」岐伯曰：「秋脈者肺也，西方金也，萬物之所以收成也。故其氣來，輕虛以浮，來急去散[1]，故曰浮，反此者病。」帝曰：「何如而反？」岐伯曰：「其氣來，毛而中央堅[2]，兩傍虛，此謂太過，病在外；其氣來，毛而微，此謂不及，病在中。」帝曰：「秋脈太過與不及，其病皆何如？」岐伯曰：「太過則令人逆氣而背痛，慍慍然[3]；其不及，則令人喘，呼吸少氣而欬，上氣見血，下聞病音[4]。」帝曰：「善。」

註釋

1 來急去散：陽氣在於皮毛，未至沉下，故來急。陰氣新生，陽氣將散去，故去散。
2 毛：指脈氣來時，輕浮如毛。中央堅：中央堅實。3 慍慍（yùn）：鬱悶不舒的意思。4 下聞病音：在喉下胸中可以聽到喘息之音。

譯文

黃帝問：「秋天的脈象如浮，那麼怎樣才算浮呢？」岐伯答說：「秋脈內應肺臟，屬西方的金，具有萬物收成的氣象。因此脈氣來時，輕虛而且浮，來急去散，所以叫做浮脈。與此相反，就是病脈。」黃帝說：「相反的脈像是甚麼樣子呢？」岐伯回答說：「其脈氣來時浮軟而中央堅實，兩旁虛空，這叫太過，主病在外；其脈氣來時浮軟而微，這叫不及，主病在裏。」黃帝說：「秋脈太過和不及，都會發生甚麼病變呢？」岐伯說：「太過會使人肺氣上逆，背部作痛，鬱悶而不舒暢；如果不及，會使人喘促，呼吸氣短、咳嗽，上會因氣逆見咳血；下在胸部可聽到喘息的聲音。」黃帝說：「說得好。」

帝曰：「冬脈如營[1]，何如而營？」岐伯曰：「冬脈者腎也，北方水也，萬物之所以合藏也。故其氣來，沉以搏，故曰營，反此者病。」帝曰：「何如而反？」岐伯曰：「其氣來如彈石者[2]，此謂太過，病在外；其去如數者[3]，此謂不及，病在中。」帝曰：「冬脈太過與不及，其病皆何如？」岐伯曰：太過則令人解[4]，脊脈痛，而少氣，不欲言；其不及則令人心懸如病飢，中清[5]，脊中痛，少腹滿，小便變。」帝曰：「善。」

註釋

1冬脈如營：比喻冬季合臟之脈，陰在內陽之守也，雖沉而內隱生機。外如營壘護衛堅實，內而蘊含生機。即沉脈、石脈。2彈石：指脈氣來如彈石擊手。3如數：脈去快數，好似數脈，實為脈虛軟，指非實熱所致的數脈。4解㑊：即四肢懈怠無力。5眇（miǎo）：指季脅下挾脊兩旁的空軟處。

譯文

黃帝問：「冬天的脈象如營，那麼怎樣才算營呢？」岐伯說：「冬脈內應腎臟，屬北方的水，具有萬物閉藏的氣象。因此脈氣來時沉而濡潤，所以叫做營脈，與此相反，就是病脈。」黃帝說：「相反的脈像是甚麼樣子呢？」岐伯說：「其脈氣來時如彈石擊手，這叫太過，主病在外；如果脈象浮軟，這叫不及，主病在裏。」黃帝說：「冬脈太過與不及，發生甚麼病變？」岐伯說：「太過會使人身體倦怠，脊背經脈疼痛，氣短，不願說話；不及會使人的心像飢餓時一樣感到虛懸，季脅下空軟部位清冷，脊骨痛，小腹脹滿，小便出現異常變化。」黃帝說：「說得好。」

賞析與點評

上四小段講的是人體的脈象，也要順應四時陰陽變化而變化。春天的脈象對應內在肝臟，就像東方冉冉升起的太陽和草木勃發的青春朝氣。脈象弱小中透發著後天不息的胃中生氣，向上生發舒展。夏天的脈象對應內在的心臟，就像南方的氣候炎熱蒸騰，萬物生長旺盛，脈象來勢盛大去轉微弱。秋天的脈象對應內在的肺臟，就像西方的落日餘暉，陽氣逐漸收斂下降，莊稼收割果實歸倉。冬天的脈象對應內在腎臟，就像北方的寒水之氣，天地萬物處於閉藏狀態，脈象也顯沉伏之狀。

帝曰：「四時之序，逆從之變異也，然脾脈獨何主？」岐伯曰：「脾脈者土也，孤藏以灌四傍者也[1]。」帝曰：「然則脾善惡，可得見之乎？」岐伯曰：「善者不可得見，惡者可見[2]。」帝曰：「惡者何如可見？」岐伯曰：「其來如水之流者，此謂太過，病在外；如鳥之喙者，此謂不及，病在中。」帝曰：「夫子言脾為孤藏，中央土以灌四傍，其太過與不及，其病皆何如？」岐伯曰：「太過則令人四支不舉；其不及則令人九竅不通，名曰重強[3]。」

註釋

1 孤：獨特；四傍：春夏秋冬四季及相應的四臟。言脾臟不獨主時，不主一時而主四時。運化水穀津液以灌溉於肝心肺腎四臟或春夏秋冬四時。2「善者」兩句：正常的脾脈體現於四季的脈象中，有柔軟和緩之象，而不能單獨出現，所以說「善者不可得見」。有病的脾脈則可單獨出現，脈見關中，所以說「惡者可見」。3 重強：脾病則肢

譯文

體沉重而拘強，所以說四肢不舉及九竅不通。

黃帝說：「四時的順序，是導致脈象逆順變化的根源，但是脾脈主哪個時令呢？」岐伯說：「脾屬土，是個獨尊之臟，它的作用是用來滋潤四旁其他臟腑的。」黃帝說：「那麼脾的正常與否，可以看出來嗎？」岐伯說：「正常的脾脈看不出來，但病脈是可以看出來的。」黃帝說：「那麼脾的病脈是怎樣的呢？」岐伯說：「其脈來時，如水流洶湧，這叫太過，主病在外；其脈來時，如鳥啄食，這叫不及，主病在裏。」黃帝說：「您說脾是孤臟，位居中央屬土，滋潤四旁之臟，那麼它的太過與不及，都會發生甚麼病變呢？」岐伯說：「太過會使人四肢不能舉動，不及會使人九竅不通，身重而不自如。」

賞析與點評

脾臟並不如其他幾臟分主春夏秋冬四時，但脾臟主運化，化生水穀津液而滋養其他臟腑，「四傍」均要靠脾來滋助。這其實是強調脾胃在人體中的重要地位，也是後世「脾胃為後天之本」的理論基礎。

帝瞿然而起[1]，再拜而稽首曰[2]：「善。吾得脈之大要，天下至數。五色脈變，揆度奇恆，道在於一[3]。神轉不迴，迴則不轉，乃失其機。至數之要，迫近以微，著之玉版，藏之藏府，每旦讀之，名曰《玉機》。」

註釋　1 瞿然而起：迅速立起，猶如受驚，肅然起敬之狀。2 稽（qǐ）首：古時一種跪拜禮，即叩頭至地。3 道在於一：為醫之道在於氣血神機的運轉如一。

譯文　黃帝肅然起敬地站了起來，跪拜後說：「好！我已懂得了診脈的根本要領，和天下的至理。考察五色和四時脈象的變化，診察脈的正常與異常。它的精要，歸結在於一個『神』字。神的功用運轉不息，向前不回，倘若回而不運轉，就失去了生機。這是最重要的真理，是非常切近微妙的。把它記錄在玉版上，收藏在機要府庫裏，每天早上誦讀，就把它叫做《玉機》吧。」

「五藏受氣於其所生[1]，傳之於其所勝[2]，氣舍於其所生[3]，死於其所不勝。病之且死，必先傳行至其所不勝[4]，病乃死。此言氣之逆行也[5]，故死。肝受氣於心，傳之於脾，氣舍於腎，至肺而死。心受氣於脾，傳之於肺，氣舍於肝，至腎而死。

脾受氣於肺，傳之於腎，氣舍於心，至肝而死。肺受氣於腎，傳之於肝，氣舍於脾，至心而死。腎受氣於肝，傳之於心，氣舍於肺，至脾而死。此皆逆死也。一日一夜五分之[6]，此所以佔死者之早暮也[7]。」

註釋

1「五藏」句：五臟所受的病氣，來源於它所生的臟。2傳：指病氣相傳。所勝：所剋之臟。3舍：留止。4傳行：指病氣的傳變。5氣之逆行：指病氣的逆傳。6一日一夜五分之：一晝夜分為五個階段，配合五臟：平旦屬肝，日中屬心，薄暮屬肺，夜半屬腎，午後屬脾。7佔：推測，預測。

譯文

「五臟所受的病氣來源於它所生之臟，傳給它所剋之臟，留止在生己之臟，死於剋己之臟。當病到了要死的時候，必先傳到剋己之臟病人才死，這所說的就是病氣逆行的規律。如肝受病氣於心，傳行到脾，病氣留止於腎，傳到肺就死了。心受病氣於脾，然後傳行到肺，病氣留止於肝，傳到腎就死了。脾受病氣於肺，再傳行到腎，病氣留止於心，傳到肝就死了。肺受病氣於腎，再傳行到肝，病氣留止於脾，傳到心就死了。腎受病氣於肝，然後傳行到心，病氣留止於肺，傳到脾就死了。這都是病氣逆行的傳變規律，以一晝夜的時辰來歸屬五臟，就可推測出死亡的大體時間。」

賞析與點評

疾病的發生與發展有規律可循。五行的相生相剋關係是說明五臟疾病傳變規律的主要內容。其傳變或者按五行的生剋順序來傳變，如肝病傳脾、脾病傳腎等，稱為順傳；或者逆行於五臟生剋順序傳變，如肝病傳到肺、心病傳到腎等，稱為逆傳。順傳病輕，逆傳病重。此句講病氣的傳遞規律，首先遭受病邪的我生之臟將病邪傳至於我，如肝受氣於心，然後我又傳與我剋之臟，如肝病傳之於脾；若不傳與我剋之臟，病氣將留舍於生我之臟，如肝之病氣舍於腎，進而再傳於剋我之臟（肺），此時即有死亡的可能。

黃帝曰：「五藏相通，移皆有次。五藏有病，則各傳其所勝。不治[1]，法三月若六月，若三日若六日[2]，傳五藏而當死，是順傳所勝之次。故曰：別於陽者，知病從來；別於陰者，知死生之期，言知至其所困而死。」

註釋

1 不治：不及時治療。2「法三月」兩句：指患病傳變過程的快慢。

譯文

黃帝說：「五臟是相通的，病氣的傳變，都有它的次序。五臟如果有病，就會傳給各自所剋之臟。若不及時治療，那麼多則三個月、六個月，少則三天、六天，只要傳遍五臟就必死。這是順所剋次序的傳變。所以說，若能夠辨別脈的胃氣，就可知病在何經；能够辨別真臟脈，就可知危在何日，就是說某臟到了它受困的時候，就死了。」

「是故風者百病之長也[1]。今風寒客於人，使人毫毛畢直，皮膚閉而為熱，當是之時，可汗而發也；或痺不仁腫痛，當是之時，可湯熨及火灸刺而去之。弗治，病入舍於肺，名曰肺痺，發欬上氣。弗治，肺即傳而行之肝，病名曰肝痺，一名曰厥，脅痛出食。當是之時，可按若刺耳。弗治，肝傳之脾，病名曰脾風，發癉[2]，腹中熱，煩心出黃[3]，當此之時，可按可藥可浴。弗治，脾傳之腎，病名曰疝瘕，少腹冤熱而痛[4]。出白，一名曰蠱[5]。當此之時，可按可藥。弗治，腎傳之心，病筋脈相引而急，病名曰瘛[6]，當此之時，可灸可藥。弗治，滿十日，法當死。腎因傳之心，心即復反傳而行之肺，發寒熱，法當三日死，此病之次也。」

註釋

1 風者百病之長也：六淫之氣始於風，故稱之為「長」。2 發癉（dān）：癉通疸，即發黃疸。3 出黃：小便黃。4 冤熱：鬱悶煩熱。5 蠱：病名。指病深日久，形體消瘦，精神委靡，如蟲食物，日漸內損之病症。6 瘛（chì）：指筋脈拘急相引一類的病。

譯文

「風為六淫之首，所以說它是百病之長。風寒侵入人體，就會使人的毫毛直立，皮膚閉塞而發熱。這時，可以用發汗的方法治療。有時會出現麻痹不仁、腫痛等症狀，此時可用熱敷、火灸或鍼刺等方法治療。如果治療不及時，病氣就會內傳並留止於肺部，形成肺痺，發為咳嗽上氣。如果還不治療，就會從肺傳到肝而形成肝痺，也叫肝厥，會發生脅痛、食欲不振等症狀，這時，可用按摩或鍼刺等方法治療。如果仍不及時治療，病氣從肝傳到脾，這時的病叫做脾風，會發生黃疸、腹中熱、煩心、小便發黃等症狀。這時，可用按摩、藥物和湯浴等方法治療。如再不及時治療，病氣從脾傳到腎而形成疝瘕，出現小腹蓄熱作痛、小便白濁等症狀，又叫做蠱病。這時，可用按摩、藥物等方法治療。如繼續耽誤下去，病氣從腎傳到心，就會出現筋脈相引拘攣的症狀，叫做瘛病。這時，可用艾灸、藥物來治療。如仍不治療，十天以後，就會死亡。倘病邪由腎傳到心，心又反傳到肺臟，又發寒熱，三天就會死亡，這是疾病傳變的次序。」

賞析與點評

風邪為中醫外感六淫之一，其致病廣泛。或一年四季皆有因感受風邪而病者，或其他邪氣常藉助風邪侵襲人體而致病，所以風邪是外感病因中最主要的致病因素。

「然其卒發者[1]，不必治於傳，或其傳化有不以次[2]。不以次入者，憂恐悲喜怒，令不得以其次，故令人有大病矣。因而喜大虛則腎氣乘矣[3]，怒則肺氣乘矣，悲則肝氣乘矣，恐則脾氣乘矣，憂則心氣乘矣。此其道也。故病有五，五五二十五變，反其傳化。傳，乘之名也。」

註釋

1 卒：通猝，突發。2 次：次序。3 乘：乘虛侵襲。

譯文

「但假如是猝然發病，就不必根據這個傳變的次序治療。有的傳變也不一定完全依著這個次序。憂、恐、悲、喜、怒這五種情志就會使病氣不按著這個次第傳變而突然發病。如過喜傷心，剋它的腎氣就因而乘之；怒傷肝，剋它的肺氣就因而乘之；過思傷脾，剋它的肝氣就因而乘之；過恐傷腎，剋它的脾氣就因而乘之；過憂傷肺，剋它的心氣就因而乘之。這就是疾病不依次序傳變的規律。

所以病雖有五變，但能夠發為五五二十五變，這和正常的傳化是相反的。傳，是『乘的別名。』

賞析與點評

疾病也有不依五行規律傳變者，諸如外邪、瘟疫流行、蟲獸咬傷、外傷、情志失調等所導致的病變，就不應該拘泥於五行的臟腑傳變。在實際當中，既要了解和掌握疾病一般的傳變規律，又要學會變通。這也充分體現了中醫在探求疾病規律過程中既「知常達變」又「實事求是」的認知原則。

「急虛身中卒至[1]，五藏絕閉，脈道不通，氣不往來，譬於墮溺，不可為期。其脈絕不來，若人一息五六至，其形肉不脫，真藏雖不見，猶死也。」

註釋

1 急虛身中卒至：身體短期內驟然虛衰，外邪突然中於身而產生的病變。

譯文

「身體短期內驟然虛衰，外邪突然侵入人體，五臟隔塞，脈道不通，大氣已不往來，就好像跌墜或溺水一樣，這樣的突然病變，是不能預測死期的。如果其脈絕而不至，或一息五六至，形肉不脱，就是不見真臟脈，也要死亡。」

「真肝脈至，中外急，如循刀刃責責然[1]，如按琴瑟弦，色青白不澤[2]，毛折，乃死。真心脈至，堅而搏，如循薏苡子累累然[3]，色赤黑不澤，毛折，乃死。真肺脈至，大而虛，如以毛羽中人膚，色白赤不澤，毛折，乃死。真腎脈至，搏而絕，如指彈石辟辟然[4]，色黑黃不澤，毛折，乃死。真脾脈至，弱而乍數乍踈，色黃青不澤，毛折，乃死。諸真臟脈見者，皆死不治也。」

註釋

1 責責然：刀作響的聲音。2 不澤：不光潤。3 薏苡子：藥名。即薏苡仁。累累然：形容心之真臟脈象短而堅實。4 辟辟然：形容腎之真臟脈象沉而堅硬。

譯文

「肝臟的真臟脈來的時候，內外勁急如同循著刀刃震震作響，好像按在琴瑟的弦上，面色顯著青白而不潤澤，毫毛也枯損不堪，是要死亡的。心臟的真臟脈來的時候，堅強而衝擊著手指，像在撫摩薏苡仁那樣小而堅實，面色顯著赤黑而不潤澤，毫毛也枯損不堪，是要死亡的。肺臟的真臟脈來的時候，洪大而又非常虛弱，像毛羽觸人皮膚，面色顯著白赤而不潤澤，毫毛也枯損不堪，是要死亡的。

腎臟的真臟脈來的時候，既堅而沉，像用手指彈石頭那樣很硬，面色顯著黑黃而不潤澤，毫毛也枯損不堪，是要死亡的。脾臟的真臟脈來的時候，軟弱並且忽快忽慢，面色顯著黃青而不潤澤，毫毛也枯損不堪，是要死亡的。總而言之，凡是見了真臟脈，都是不治的死證。

黃帝曰：「見真藏曰死，何也？」岐伯曰：「五藏者，皆稟氣於胃，胃者五藏之本也。藏氣者，不能自致於手太陰[1]，必因於胃氣，乃至於手太陰也。故五藏各以其時，自為而至於手太陰也[2]。故邪氣勝者，精氣衰也。故病甚者，胃氣不能與之俱至於手太陰，故真藏之氣獨見。獨見者病勝藏也[3]，故曰死。」帝曰：「善。」

註釋

1 手太陰：指寸口脈。2「故五藏」兩句：五臟之氣各自在一定的時候，以不同的脈象出現於手太陰寸口。3 病勝藏：指邪氣亢盛，正氣衰竭。

譯文

黃帝說：「見了真臟脈象，病人就要死亡，這是甚麼道理呢？」岐伯說：五臟之氣，都依賴胃腑的水穀精微來營養，所以胃是五臟的根本。但五臟之氣，不能直接到達手太陰的寸口，必須藉助於胃氣，才能到達手太陰寸口。所以五臟才能各自在一定的時候，以不同的脈象顯現於手太陰寸口。如果邪氣盛了，精氣必然衰敗，所以病氣嚴重時，胃氣就不能同臟氣一起顯現手太陰，沒有胃氣的真臟脈就單獨出現了。獨見就是病氣勝了臟氣，病人是要死亡的。」黃帝說：「說得好。」

賞析與點評

真臟脈，即五臟真氣敗露的脈象，是五臟的病變發展到嚴重階段時，該臟精氣衰竭、胃氣將絕時，顯現出的特別脈象。不同臟表現的真臟脈雖然有區別，但其共同特點是沒有「胃、神、根」的脈氣，尤其沒有從容和緩之象。現代臨牀也證實，真臟脈多見於器質性心臟病和一些垂危病人。

黃帝曰：「凡治病，察其形氣色澤，脈之盛衰，病之新故，乃治之，無後其時。形氣相得[1]，謂之可治；色澤以浮[2]，謂之易已；脈從四時，謂之可治。脈弱以滑[3]，是有胃氣，命曰易治。取之以時[4]。形氣相失，謂之難治；色夭不澤[5]，謂之難已；脈實以堅，謂之益甚；脈逆四時，為不可治。必察四難而明告之[6]。」

註釋

1形氣相得：人的形體與正氣相一致。2色澤以浮：氣色浮潤，顏色明潤。3脈弱以滑：指有病之脈，弱而流利。4取之以時：審察疾病深淺易治之機，及時給予治療。5色夭：顏色晦暗。6四難：指病人出現的「形氣相失」「色夭不澤」「脈實以堅」「脈逆四時」四種病危的症狀。

譯文

黃帝說：「治病的一般規律，是要先診察病人的形氣怎樣、色澤如何，以及脈的虛實、病的新舊，然後再治療，而千萬不能錯過時機。病人形氣相稱，是可治之證；氣色浮潤，病易治癒；脈象和四時相適應，是可治之證。脈來弱而流利，是有胃氣的現象，屬易治的病。以上都算可治、易治之證，但要及時地進行治療才行。形氣不相稱，是難治之證；氣色枯燥而不潤澤，病不易治癒；脈實並且堅硬，是更加嚴重的病證；如果脈象和四時不相適應，是不可治之證了。一定要察明這四種困難，清楚地告訴病人。」

「所謂逆四時者，春得肺脈，夏得腎脈，秋得心脈，冬得脾脈，其至皆懸絕沉濇者[1]，命曰逆。四時未有藏形[2]，於春夏而脈沉濇，秋冬而脈浮大，名曰逆四時也。」

註釋

1 懸絕：是說其脈獨見懸絕無根之脈。2 四時未有藏形：五臟脈氣未能隨四時變化顯現於外。

譯文

「所謂脈與四時相逆，就是春季探得肺脈，夏季探得腎脈，秋季探得心脈，冬季探得脾脈，而且脈來的時候都是獨見而沉澀，懸絕無根，這就叫逆。五臟脈氣未能隨四時變化顯現於外，在春夏季節裏，反見沉澀的脈象；在秋冬季節裏，反見浮大的脈象，這都叫做逆四時。」

「病熱脈靜，泄而脈大，脫血而脈實，病在中脈實堅，病在外脈不實堅者，皆難治。」

譯文

「病屬熱而脈象反見平靜，發生泄利而脈象反倒洪大，出現脫血而反見實脈，病在裏而脈象反倒不堅實，這些都是脈證相反的情況，不易治愈。」

賞析與點評

要想準確地診斷和判斷疾病的預後轉歸，就必須對病人的形體、正氣、色澤、脈象、病程等進行綜合分析，才有利於疾病的判斷和治療，並對其預後做出準確預測。就形氣而言，如果形體的盛衰與正氣的強弱變化一致，本質與現象相統一，就說明病情比較單純，不僅治易，且預後轉歸也好；反之病情難治預後也差。就色澤而言，色澤亮麗光明，說明邪氣輕淺，血氣未敗，容易治療；反之，色澤晦暗者，邪氣較重，血氣已敗，難以治療。就脈診而言，脈象順應四時陰陽寒暑春夏的變化而變化，並脈有胃氣，從容和緩，表明人體具有主動適應外環境的能力，後天生氣充足，即便有病，也輕淺易治；反之「脈逆四時」，脈堅實不柔無後天生生之胃氣，則病重難治，預後差。

黃帝曰：「余聞虛實以決死生，願聞其情。」岐伯曰：「五實死，五虛死。」帝曰：「願聞五實五虛。」岐伯曰：「脈盛、皮熱、腹脹、前後不通、悶瞀[1]，此謂五實。脈細、皮寒、氣少、泄利前後、飲食不入，此謂五虛。」帝曰：「其時有生者，何也？」岐伯曰：「漿粥入胃，泄注止，則虛者活；身汗得後利[2]，則實者活。此其候也。」

註釋　1 悶瞀（mào）：煩亂。2 後利：指大便通利。

譯文

黃帝說：「我聽說根據虛實可以預先判斷死生，希望聽聽這其中的道理。」岐伯說：「凡有五實的死，凡有五虛的也會死。」黃帝說：「那甚麼叫做五實五虛呢？」岐伯說：「脈來勢盛，皮膚發熱，肚腹脹滿，大小便不通，心裏煩亂，這就叫做五實。脈象極細，皮膚發冷，氣短不足，大便泄瀉，不欲飲食，這就叫做五虛。」黃帝說：「就是得了五實五虛之證，也有痊癒的，這是為甚麼呢？」岐伯說：「如果病人能夠吃些漿粥，胃氣漸漸恢復，泄瀉停止，那麼得五虛之證的人就可以痊癒；而患五實之證的人如果能出汗，大便又通暢了，表裏協調了，也可以痊癒。這就是根據虛實而決斷死生的道理。」

賞析與點評

五實，反映邪氣深入而瀰漫；五虛，則反映五臟之氣衰絕，二者均為難治之證。其轉生之機是，「五虛」在於「漿粥入胃，泄注止」，即正氣漸復；而「五實」在於「身汗得後利」，即邪有出路。

經脈別論第二十一

本篇導讀——

「別」一則指區別，三陰三陽經脈各不相同；二則指特殊而不同於一般，即指本篇論診斷經脈的變化，可以決人之死生，並非一般論述經脈的文章。本篇以論述經脈的病變為中心，與一般常論不同，故以此名篇。

本篇首先說明飲食的消化、吸收，精微的輸布以及糟粕的排出過程；之後論述診察寸口脈在診斷中的意義，提出氣口成寸，以決死生的觀點。

岐伯曰：「故飲食飽甚，汗出於胃；驚而奪精，汗出於心；持重遠行，汗出於腎；疾走恐懼，汗出於肝；搖體勞苦，汗出於脾。故春秋冬夏，四時陰陽，生病起於過用，此為常也。」

譯文

岐伯說：「所以飲食過飽的時候，由於食氣蒸發而出的汗來自於胃；受驚而影響精神的時候，由於心氣受傷而出的汗來自於心；負重遠行，由於疲勞而出的汗來自於腎；由於走得快並且害怕而出的汗來自於肝；由於肢體搖動勞累過度而出的汗來自於脾。所以春秋冬夏四時陰陽變化之中，生病的原因，多是由於體力、飲食、勞累、精神等過度而來，這是一定的。」

「食氣入胃，散精於肝，淫氣於筋[1]。食氣入胃，濁氣歸心[2]，淫精於脈。脈氣流經，經氣歸於肺，肺朝百脈[3]，輸精於皮毛。毛脈合精[4]，行氣於府。精神明，留於四藏[5]。氣歸於權衡，權衡以平[6]，氣口成寸，以決死生。」

註釋

1 淫氣：滋潤，浸潤。2 濁氣：穀氣。人體營養，一為源於天的空氣，古人稱為「清氣」；一為源於地的五穀之氣，古人稱為「濁氣」。3 肺朝百脈：百脈會合於肺。4 毛脈合精：指氣血相合。5 四藏：指心、肝、脾、腎四臟。6 權衡：指陰陽氣血平衡。

譯文

「食物入胃，經過消化把一部分精微輸散到肝臟，經過肝的疏泄，將浸淫滿溢的精氣滋養於筋。食物入胃，化生的另一部分濃厚的精氣，注入於心，再由心輸入血脈。血氣流行在經脈之中，上達於肺，肺又將血氣送到全身百脈，直至皮毛。肺主氣，心主血，氣血相合，運行精氣到六腑。六腑的精氣化生神明，輸入留於四臟。這些正常的生理活動，取決於陰陽氣血平衡。其平衡的變化，就能從氣口的脈象上表現出來，氣口脈象變化，可以判斷疾病的預後。」

賞析與點評

氣口，亦稱脈口，由於其長一寸九分，故云「氣口成寸」。寸口脈之所以主五臟、決死生，是由於寸口的部位在手太陰肺經的經脈上。肺有「主治節」「朝百脈」的作用，選擇此處作為切診的部位，可以察知十二經脈氣血的盛衰與否。手太陰肺經起於中焦，還循胃口，上膈屬肺，與後天之本脾胃的關係密切。脾胃為五臟六腑之海、氣血化生之源，「五藏六府之氣味，皆出於胃，而變現於氣口」，「氣口亦太陰也」。因此手太陰肺經能反映脾胃的盛衰，即五臟六腑、十二經脈氣血的盛衰。此外，《內經》還認為，寸口之處的太淵穴能反映腎命元氣的盛衰。腎為先天之本，元氣之所藏，腎間動氣（元氣）通過三焦而暢達人體全身各處，所到達的腧穴即為「原穴」，而太淵穴就是手太陰肺經的原穴。所以寸口脈能反映腎臟先天之精的盛衰情況。

「飲入於胃，游溢精氣[1]，上輸於脾；脾氣散精，上歸於肺，通調水道，下輸膀胱。水精四布，五經並行，合於四時五藏陰陽，揆度以為常也[2]。」

註釋 1 遊溢：敷佈分散。2 揆（kuí）度：測度。

譯文 「水液進入胃裏，分離出精氣，上行輸送到脾臟；脾臟散佈精華，又向上輸送到肺；肺氣通調水道，又下行輸入膀胱。這樣，氣化水行，散佈於周身皮毛，流行在五臟經脈裏，符合於四時五臟陰陽消長的變化，這是可以測度的經脈的正常現象。」

賞析與點評

水液入胃，游溢布散其精氣，上行輸送於脾，脾氣升清，將水液上輸與肺。肺氣肅降，通調水道，下輸膀胱。肺為水之上源，腎為水之下源，水液屬陰，賴腎氣與膀胱的氣化得以變化為津液。如此，則水精四佈，外而佈散於皮毛，內而灌輸於五臟之經脈，對全身具有滋潤和濡養作用。水液代謝還要靠三焦氣化得以正常敷佈與轉輸。水液代謝與肺、脾、腎三臟關係密切，後世治水腫病也多治肺、脾、腎，有一定的臨牀指導意義。

帝曰：「太陽藏何象？」岐伯曰：「象三陽而浮也。」帝曰：「少陽藏何象？」岐伯曰：「象一陽也，一陽藏者，滑而不實也。」帝曰：「陽明藏何象？」岐伯曰：「象大浮也。太陰藏搏，言伏鼓也；二陰搏至，腎沉不浮也。」

譯文

黃帝說：「太陽經脈的脈象怎樣？」岐伯說：「太陽經脈象三陽經脈那樣極盛，同時它還輕浮。」黃帝說：「少陽經脈的脈象怎樣？」岐伯說：「少陽經脈與一陽經脈一樣，脈像是滑而不實的。」黃帝說：「陽明經脈之象怎樣？」岐伯說：「脈象大而且浮。太陰經脈搏動，其脈象沉伏而實鼓指；二陰經脈搏動，是腎脈沉而不浮的現象。」

寶命全形論第二十五

本篇導讀——

「寶」為保命，即保持生命而不夭折；「形」指生命所依附的形體。「全形」指形體物質結構與精神心靈統一協調完整。本篇著重討論如何掌握人與自然陰陽變化的關係，從而養生治病保命全形，故以此名篇。

本篇主要闡述了天地之間的萬物，人是最寶貴的。人生於天地之間，氣血陰陽的生命變化必然與自然息息相關，只有掌握了人與自然陰陽變化的關係，才能夠達到生命自身中形體與精神的統一，以及生命與自然的統一，從而保持健康長壽。

黃帝問曰：「天覆地載，萬物悉備，莫貴於人。人以天地之氣生，四時之法成。君王眾庶，盡欲全形，形之疾病，莫知其情，留淫日深[1]，著於骨髓。心私慮之，余欲鍼除其疾病，為之奈何？」岐伯對曰：「夫鹽之味鹹者，其氣令器津泄；絃絕者，其音嘶敗；木敷者，其葉發[2]；病深者，其聲噦。人有此三者，是謂壞府，毒藥無治，短鍼無取，此皆絕皮傷肉，血氣爭黑[3]。」

註釋

1 留淫：淫，指侵犯人體的邪氣。留淫日深，指邪氣稽留日久不除，會日漸深入加重。2 木敷者，其葉發：陳舊的樹木木氣消散衰憊，則葉落凋敗。3 爭黑：指氣色暗晦枯槁。

譯文

黃帝問道：「天地之間，萬物俱全，但沒有甚麼比人更為寶貴的。人稟受天地之氣而生存，隨著四時陰陽消長規律而成長。無論是君王，還是平民，都願意保持形體的健康，但往往身體有了疾病，自己也不知其所以然，因此病邪就積累日深，潛藏骨髓之內，不易去掉了。這是我心中所擔憂的，我想用鍼刺來解除他們的疾病痛苦，怎樣辦呢？」岐伯回答說：「診斷疾病，應該注意觀察它所表現的症候：比如鹽貯藏在器具中，能夠使器具滲出水來；琴弦快斷的時候，會發出嘶破的聲音；樹木弊壞，葉子就要落下來；疾病到了嚴重階段，人就會出現呃逆。人有了這樣四種現象，説明臟腑已有嚴重損傷，藥物和鍼刺都不起作用，出現皮肉衰敗、氣色晦暗枯槁，此時再治就很難治愈了。」

賞析與點評

人是天地間萬物中最為可貴的，生命源自天地自然的進化，是在天地自然萬物的進化過程中不斷完善而產生的。它不僅依賴於自然界以生存，而且在與自然的相依為命的過程中，形成了順應天地陰陽四時寒暑變化的適應性。人的生命，包括生理活動和病理變化均與自然陰陽五行的變化息息相關，人只有順應天地四時陰陽的變化規律，生命才能健康地生長發育，無論是達官貴人還是平民百姓，生命都只有一次，健康長壽是人們共同的期盼。

帝曰：「余念其痛，心為之亂惑反甚[1]，其病不可更代[2]。百姓聞之，以為殘賊[3]，為之奈何？」岐伯曰：「夫人生於地，懸命於天[4]，天地合氣，命之曰人。人能應四時者，天地為之父母；知萬物者，謂之天子[5]。天有陰陽，人有十二節[6]；天有寒暑，人有虛實。能經天地陰陽之化者[7]，不失四時；知十二節之理者，聖智不能欺也；能存八動之變[8]，五勝更立[9]；能達虛實之數者[10]，獨出獨入[11]，呿吟至微[12]，秋毫在目。」

註釋

1惑：惶惑，迷亂。2不可更代：不能以自己替代病者之身。3殘賊：殘忍不仁。4懸命於天：與天相關聯。5天子：此處指掌握自然規律的人。6十二節：指上肢的肩、肘、腕和下肢的股、膝、踝關節。7「能經天地」句：能效法天地陰陽的變化。經，效法，遵循之義。8能存八動：能夠觀察八風的變動。9五勝更立：指五行遞相衰旺。10能達虛實之數：能夠通曉邪正虛實的病變機理。11獨出獨入：見解獨特。12呿(qū)吟：指呼吸，形容變化極小。

譯文

黃帝道：「我很感傷病人的痛苦，心裏惶惑不安，如果治療不得法，搞不好，反使病情加重，我又不能替代他們。百姓聽了，都會認為我是殘忍的人，怎麼辦好呢？」岐伯說：「人雖然是生活在地上，但片刻也離不開天，天地之氣相合，才產生了人。人如果能適應四時的變化，那麼自然界的一切，都會成為他生命的泉源；如果能夠了解萬物變化規律，那就是天子了。人與自然是相應的，天有陰陽，人有十二骨節；天有寒暑，人有虛實。所以能效法天地陰陽的變化，就不會違背四時的規律；了解十二骨節的道理，就是所謂聖智也不能超過他；能夠觀察八風的變動和五行的衰旺，又能夠通達虛實的變化規律，就能洞曉病情，即使病人細微不易察覺的變化，也如秋毫在目，逃不過他的眼睛。

賞析與點評

天有三陰三陽之變動，人有十二經脈之流行；天有陰陽寒暑之更替，人有陰陽虛實之變化。如果能遵循天地陰陽變化規律，就不會違背四時氣候養生之宜，也就能夠掌握十二經脈流行運動之道理，並能洞察四時八風變動，掌握五行更相勝負規律，從而使生命和自然和諧並統一，確保生命活動的正常。

帝曰：「人生有形，不離陰陽；天地合氣，別為九野[1]，分為四時。月有小大，日有短長，萬物並至，不可勝量，虛實呿吟[2]，敢問其方。」岐伯曰：「木得金而伐，火得水而滅，土得木而達，金得火而缺，水得土而絕。萬物盡然，不可勝竭。故鍼有懸布天下者五，黔首共餘食[3]，莫知之也。一曰治神[4]，二曰知養身，三曰知毒藥為真[5]，四曰制砭石小大，五曰知府藏血氣之診。五法俱立，各有所先。今末世之刺也，虛者實之，滿者泄之，此皆眾工所共知也。若夫法天則地，隨應而動，和之者若響，隨之者若影。道無鬼神，獨來獨往[6]。」

註釋

1 **九野**：八方和中央九個方位。2 **虛實呿吟**：上文「能達虛實之數者，獨出獨入，呿吟至微，秋毫在目」的簡縮語，引申指病人的痛苦。3 **黔首**：秦代對百姓的稱呼。**餘食**：指飲食。百姓耕田賦稅養家糊口。4 **治神**：有三義。一指平日的養神；二指全神貫注治療；三指醫患在治療中的配合神妙。三義皆通。精神情志養生義更適。5 **知毒藥為真**：指掌握藥物的真假、性能、功效。6 **「道無」兩句**：醫道並非有鬼神在暗中幫助，只要對醫道有深刻把握，在治療實踐中就會有獨來獨往般的自由。

譯文

黃帝道：「人生有形體，離不開陰陽；天地之氣相合以後，生成了世界上的萬物。從地理上，可以分為九野；從氣候上，可以分為四時。月份有大有小，白天有短有長，萬物同時來到世界，實在是度量不盡的，我只希望解除病人的痛苦，請問應該用甚麼方法呢？」岐伯說：「治療的方法，可根據五行變化的道理分析。如木遇到金，就被折斷；火遇到水，就會熄滅；土遇到木，就要鬆軟；金遇到火，就要熔化；水遇到土，就要遏絕。這種種變化，萬物都是這樣，不勝枚舉。所以有五種鍼法已向天下公佈了，但人們只知飽食，而不去了解它們。那五種治法是甚麼呢？第一要精神專一，第二要修養形體，第三要了解藥物的真假性能，第四要制定大小砭石以適應不同的疾病，第五要懂得臟腑血氣的診斷方法。這五種治法，各有所長，先用哪個，要視具體情況而定。現在鍼刺的療法，用補治虛，用瀉治實，而這是普通醫生所共知的。至於能夠取法天地陰陽的道理，隨其變化而施以鍼法，就能取得如回應聲、如影隨形的療效。這並沒有甚麼神祕，只要對醫道有深刻把握，在治療實踐中就會有獨來獨往般的高超技術。」

賞析與點評

該段將「治神」作為養生防病治病的第一要法。「治神」既可從醫生角度來理解也可從患者角度來理解。從醫生角度來理解，就是要求醫生要精神高度集中，要「如臨深淵，手如握虎，神無營於眾物」，才能「靜意視息，觀適之變」，全心專注於對病人的診斷，仔細體察病人的寒熱虛實陰陽變化。從患者角度來講，在治病時，要注意調整自己的精神情緒，糾正失衡的心理活動，不要單純追求形體臟器修復，也不要單純偏重於藥物的使用。應該使情緒穩定，充滿信心，積極配合治療。此外，還要了解個體體質的差异而適應四時寒暑變化來養身，或因時令注意生活起居飲食睡眠，或因寒暑加減調整藥物溫涼與分量，還要掌握藥物性味功效宜忌，學會鍼灸推拿刮痧拔罐等各種具體治療方法。

帝曰：「願聞其道。」岐伯曰：「凡刺之真，必先治神，五藏已定，九候已備，後乃存鍼。眾脈不見[1]，眾凶弗聞[2]。外內相得[3]，無以形先[4]，可玩往來[5]，乃施於人。人有虛實，五虛勿近[6]，五實勿遠[7]，至其當發，間不容瞚。手動若務[8]，鍼耀而勻[9]。靜意視義，觀適之變，是謂冥冥[10]，莫知其形，見其烏烏，見其稷稷[11]，從見其飛，不知其誰，伏如橫弩，起如發機[12]。」

註釋

1 眾脈：真臟脈，即真氣衰敗的各種脈象。2 眾凶：五臟的各種危象。3 外內相得：脈證相符，形氣相合。4 無以形先：不能僅從外形上觀察。5 可玩往來：病的發展變化。6 五虛：五臟精氣虛；或指《玉機真藏論》脈細、皮寒、氣少、泄利前後、飲食不入。7 五實：五臟邪氣盛；或指《玉機真藏論》脈盛、皮熱、腹脹、二便不通，悶瞀。8 手動若務：指手動用鍼時精神須專一。9 鍼耀而勻：鍼要明亮清潔，運鍼還要從容堅定。10 冥冥：經氣所至無形可見。11 稷稷：稷，穀物名，形容氣盛像稷一樣繁茂。12 發機：指起鍼如發箭迅速。

譯文

黃帝道：「我希望聽一下其中的道理。」岐伯說：「鍼刺的正法，要先集中精神，待五臟虛實已定，脈象九候已備知，然後再下鍼。在鍼刺的時候，尤其要觀察有無臟氣衰竭的各種脈象及其他危重症候。同時還要色脈相參，不能僅看外形，必須將發病的機理揣摩清楚，才能給人治病。病情有虛有實，見到五虛的症狀，不能隨意去補；見到五實的症狀，也不可遠而不瀉，在應該進鍼時，就是一瞬間也不能耽擱。在手拈鍼時，甚麼事也不想，鍼要光淨勻稱。鍼者要平心靜氣，觀察病人的呼吸。血氣的變化無形無象，雖不可見，而氣至之時，好像群鳥一樣集合；氣盛之時，好像稷一樣繁茂。氣之往來，正如見鳥之飛翔，而無從捉摸它形跡的起落。所以用鍼之法，當氣未至的時候，應該留鍼候氣，正如橫弩之待發；氣應的時候，則當迅速起鍼，正如弩箭之疾出。」

帝曰：「何如而虛？何如而實？」岐伯曰：「刺虛者須其實，刺實者須其虛。經氣已至，慎守勿失。深淺在志，遠近若一[1]。如臨深淵，手如握虎，神無營於眾物[2]。」

註釋

1 遠近若一：取穴無論遠近，得氣的道理是一樣的。2 神無營於眾物：即精神專一，不為外物所幹擾。

譯文

黃帝道：「怎樣刺虛？又怎樣刺實？」岐伯說：「刺虛證，須用補法；刺實證，須用瀉法。經氣已經到了，應慎重掌握，不失時機。無論鍼刺深淺，無論取穴遠近，得氣是一樣的。在拈鍼的時候，像面臨深淵時那樣謹慎；又像手中捉著老虎那樣堅定有力，集中神志，不為其他事物所幹擾。」

賞析與點評

在治療疾病，尤其鍼刺時，不僅要診斷明確，掌握病證，治療還要不失時宜，精神專一，全心專注於病人的診斷治療中。在這裏用人在懸崖行走和手按猛虎這種危機情景來比喻在鍼灸治療時必須做到精神高度集中，不能有絲毫的分心。

熱論第三十一

本篇導讀——

本篇討論了熱病的病因、主證、傳變規律、治療大法以及預後和禁忌等，是一篇系統而全面論述熱病的重要文獻，故以此名篇。

文章首先重點闡明熱病的概念、形成原因、熱病六經傳變規律及臨牀特點。其次討論了熱病「各通其藏脈」的治療原則和「其未滿三日者，可汗而已；已滿三日者，可寫而已」的具體方法。再次，護理方面提出「熱甚不可强食」的防止餘熱再起的措施，以及病後恐脾胃虛弱不可「食肉」的禁忌。最後論述了表裏兩經同時受邪的「兩感」熱病的脈證特點及預後。

黃帝問曰：「今夫熱病者[1]，皆傷寒之類也[2]。或愈或死，其死皆以六七日之間，其愈皆以十日以上者，何也？不知其解，願聞其故。」岐伯對曰：「巨陽者[3]，諸陽之屬也。其脈連於風府[4]，故為諸陽主氣也。人之傷於寒也，則為病熱，熱雖甚不死。其兩感於寒而病者[5]，必不免於死。」

註釋

1 熱病：指一切外感發熱性疾病，如溫病、暑病、風病等。2 傷寒：指廣義的傷寒，即多種外感病的總稱。3 巨陽：即太陽。4 風府：穴名。在項後正中入髮際一寸，屬督脈。5 其兩感於寒而病者：表裏兩經同時受邪發病，也就是兩感病。

譯文

黃帝問道：「一般所謂熱病，都屬於傷寒一類。同是熱病，有的痊癒了，有的死亡了。死亡的都在六、七日之間，痊癒的大約在十日以上，這是甚麼道理？我不知其中的緣故，希望聽聽其中的道理。」岐伯答道：「足太陽經，是諸陽聯屬會合之處。它的經脈上連風府，所以能夠為諸陽主氣。人為寒邪所傷，就要發熱，如果是單感熱病，即便熱得很厲害，也不會死。但假如表裏兩經同時感受寒邪為病，熱雖不甚，也預後不良。」

賞析與點評

《難經・五十八難》提出「傷寒有五：有中風、有傷寒、有濕溫、有熱病、有溫病」。傷寒是一個病名，有廣義和狹義之別，廣義的傷寒泛指感受四時邪氣引起的外感熱病，是一切外感病的總稱；而狹義的傷寒是單指感受寒邪，感而即發導致發熱的病證。此處的傷寒和《難經》中的前一個傷寒皆是廣義傷寒之義。

帝曰：「願聞其狀。」岐伯曰：「傷寒一日，巨陽受之，故頭項痛，腰脊強。二日，陽明受之，陽明主肉，其脈俠鼻絡於目，故身熱，目疼而鼻乾，不得臥也。三日，少陽受之，少陽主膽[1]，其脈循脅絡於耳，故胸脅痛而耳聾。三陽經絡皆受其病，而未入於藏者，故可汗而已。四日，太陰受之，太陰脈布胃中，絡於嗌，故腹滿而嗌乾。五日，少陰受之，少陰脈貫腎絡於肺，繫舌本，故口燥舌乾而渴。六日，厥陰受之，厥陰脈循陰器而絡於肝，故煩滿而囊縮[2]。三陰三陽，五藏六府皆受病，榮衛不行[3]，五藏不通，則死矣。」

註釋

1 少陽主膽：全元起本：膽作骨。2 煩滿而囊縮：煩悶並且陰囊緊縮。3 榮衛：營氣，衞氣。

譯文

黃帝道：「希望聽聽傷寒的症狀。」岐伯說：「傷寒第一天，太陽經感受寒邪，所以頭項疼痛，腰脊僵硬。第二天，病邪傳到陽明，陽明經主肌肉，它的經脈挾鼻，絡於目，所以身熱、目疼、鼻乾，不能安臥。第三天，病邪傳到少陽，少陽主膽，它的經脈循行於兩脅，絡於兩耳，所以胸脅痛，耳聾。如果三陽經絡都已受病，但還沒有傳入到臟腑裏的，可以用發汗法來治癒。第四天，病邪傳到太陰，太陰經脈分佈於胃，絡於咽嗌，所以腹脹滿，咽嗌發乾。第五天，病邪傳入少陰，少陰經脈通腎、絡肺，連繫舌根，所以口燥、舌乾而渴。第六天，病邪傳入厥陰，厥陰經脈環繞陰器，絡於肝，所以煩悶、陰囊緊縮。如果三陰三陽經、五臟六腑都受了病害，營衞運行受阻，腑臟不通暢，那就要死了。」

賞析與點評

本段詳述熱病傳變規律。當熱病沒有發生「兩感」時，其傳變是按照六經由表而裏，由陽而陰的順序，即太陽、陽明、少陽、太陰、少陰、厥陰依次傳。這裏的一日、二日、三日等，是指熱病的傳變次序和階段，並非具體的日數。三陽主表，正氣尚足，邪正鬥爭激烈，故以發熱、身熱等熱象明顯，以及各種疼痛和循經部位的病症，多表現為實證；三陰屬裏，當邪熱不解，由陽入陰，則熱邪不僅更盛，且逐步耗傷陰液正氣。

「其不兩感於寒者，七日，巨陽病衰，頭痛少愈。八日，陽明病衰，身熱少愈。九日，少陽病衰，耳聾微聞。十日，太陰病衰，腹減如故，則思飲食。十一日，少陰病衰，渴止不滿，舌乾已而嚏。十二日，厥陰病衰，囊縱[1]，少腹微下，大氣皆去[2]，病日已矣。」

註釋 1 囊縱：陰囊松緩。2 大氣：邪氣。

譯文 「如果沒有兩感於寒邪，到第七天，太陽病就會減輕，頭痛也就會稍好一些。到第八天，陽明病會減輕，身熱也會漸漸消退。到第九天，少陽病會減輕，耳聾也會好轉而能聽到點聲音。到第十天，太陰病會減輕，脹起的腹部也會平軟得和往常一樣，就想吃東西了。到第十一天，少陰病會減輕，口渴脹滿諸症也消失，舌也不乾了，還能噴嚏。到第十二天，厥陰病減輕了，陰囊也松緩下來，小腹也覺得舒服。之後邪氣全退了，病也就好了。」

帝曰：「治之奈何？」岐伯曰：「治之各通其藏脈，病日衰已矣。其未滿三日者，可汗而已；其滿三日者，可泄而已。」

譯文

黃帝又問：「怎樣治療呢？」岐伯回答說：「治療的方法，應根據臟腑經脈的症狀，分別施治，疾病就會日漸衰退。感受病未滿三天的，病在表，可以通過汗法治愈；病已超過三天的，病在裏，可以通過清泄裏熱法治癒。」

賞析與點評

結合上段的「三陽經絡皆受其病，而未入於藏者，故可汗而已」。本處提出對於熱病的治療原則：（一）通其臟脈。指用鍼刺法疏通、調和有病經脈的氣血，通利經隧。（二）具體治法有滿三日和未滿三日的區分。未滿三日，邪在三陽，病尚淺而在表，可用發汗解表法；如果已滿三日，則表明邪已入陰，病已漸深，可用清泄裏熱的方法來治療。

帝曰：「熱病已愈，時有所遺者[1]，何也？」岐伯曰：「諸遺者，熱甚而強食之，故有所遺也。若此者，皆病已衰而熱有所藏[2]，因其穀氣相薄，兩熱相合[3]，有所遺也。」帝曰：「善。治遺奈何？」岐伯曰：「視其虛實，調其逆從，可使必已矣。」帝曰：「病熱當何禁之？」岐伯曰：「病熱少愈，食肉則復，多食則遺，此其禁也。」

註釋

1 遺：指病邪遺留，餘熱未盡。2 熱有所藏：殘餘之熱未盡。3 兩熱：指病的餘熱和新食穀氣的熱。

譯文

黃帝道：「熱病已經好了，常常遺有餘熱，為甚麼？」岐伯說：「凡是餘熱，都是因為發熱重的時候，還被強迫吃東西造成的。像這樣，病雖然已經減輕，可是餘熱未盡，於是穀氣與餘熱搏結在一起，所以就有餘熱現象。」黃帝說：「說得好。那麼怎樣治療餘熱呢？」岐伯說：「只要根據病的或虛或實，而調其陰陽，清其餘邪或瀉或補；病就會好的。」黃帝道：「患了熱病有甚麼禁忌呢？」岐伯說：「熱病稍好些時，馬上吃肉類食物，就會復發，如果多食或食肉，就會生餘熱殘留不退，這就是熱病的禁忌。」

賞析與點評

熱病患者的飲食禁忌，是熱病調養的一個重要問題。病患者體內本已邪熱過盛，正氣受損，強進穀食，則穀氣與熱邪相搏，使熱勢更盛，久而熱勢不退。而當病勢稍減之時，因熱邪並未退盡，若飲食過多，尤其是進食肉類等助熱難消化之物，更可使餘熱復起。

帝曰：「其病兩感於寒者，其脈應與其病形何如？」岐伯曰：「兩感於寒者，病一日，則巨陽與少陰俱病，則頭痛，口乾而煩滿；二日，則陽明與太陰俱病，則腹滿，身熱，不欲食，譫言[1]；三日，則少陽與厥陰俱病，則耳聾，囊縮而厥[2]。水漿不入，不知人，六日死。」帝曰：「五藏已傷，六府不通，榮衛不行，如是之後，三日乃死，何也？」岐伯曰：「陽明者，十二經脈之長也。其血氣盛，故不知人，三日其氣乃盡，故死矣。」

註釋

1 譫（zhān）言：神志不清，語無倫次。厥：指四肢逆冷。

譯文

黃帝道：「假如兩感於寒的病人，它的脈象和症狀怎樣呢？」岐伯說：「兩感於寒的病人，第一天太陽和少陰二經同時患病，就有頭痛、口乾、煩悶而渴的症狀；第二天陽明與太陰二經都患病，就有腹滿、發燒、不想吃東西，甚則語無倫次；第三天少陽與厥陰二經都患病，就有耳聾、陰囊緊縮、厥逆的症狀。如果再發展到水漿不入口，昏迷不醒，第六天就得死。」黃帝說：「病情發展到五臟都已損傷，六腑不通，營衛不和的地步以後，三天之後就死亡了，這是為甚麼？」岐伯說：「陽明經是十二經脈中最重要的。這一經血氣與邪氣都盛，正邪相搏病人容易神志昏迷，三天以後陽明經氣已盡，所以就死亡了。」

「凡病傷寒而成溫者[1]，先夏至日者為病溫，後夏至日者為病暑。暑當與汗皆出，勿止。」

註釋

1 溫：此指溫熱病。

譯文

「凡傷於寒邪而變成溫病的，在夏至以前發病的叫做溫病；在夏至以後發病的叫做暑病。暑病應當發汗，使熱從汗出，而不能止汗。」

欬論第三十八

本篇導讀——

「欬」指咳嗽。本篇就咳嗽的形成原因、分類、症狀、病理改變、鍼治大法等進行了詳細的討論。因全篇專論咳症，故以此名篇。

本篇全面討論了咳嗽的病因、病機、辨證分型、證候表現、傳變規律，以及鍼刺原則，不僅提出咳本屬肺，還從整體觀的高度提出「五藏六府皆令人咳，非獨肺也」的論點，並指出五臟對相應的季節時邪有一定的易感性，和五臟久咳不已必傳為六腑的規律。

黃帝問曰：「肺之令人欬，何也？」岐伯對曰：「五藏六府皆令人欬，非獨肺也。」帝曰：「願聞其狀。」岐伯曰：「皮毛者，肺之合也。皮毛先受邪氣，邪氣以從其合也[1]。其寒飲食入胃，從肺脈上至於肺則肺寒，肺寒則外內合邪[2]，因而客之，則為肺欬。五藏各以其時受病[3]，非其時[4]，各傳以與之。人與天地相參[5]，故五藏各以治時感於寒則受病[6]。微則為咳，甚者為泄為痛。乘秋則肺先受邪，乘春則肝先受之，乘夏則心先受之，乘至陰則脾先受之[7]，乘冬則腎先受之。」

註釋

1 邪氣以從其合也：風寒等邪氣侵襲於皮毛，再深入於肺。2 外內合邪：外，皮毛感受風寒邪氣；內，胃有寒飲食在內。二者相合而傷肺，這就是「外內合邪」。3 五藏各以其時受病：五臟各有所主的時令，如肝主春，心主夏，脾主長夏，肺主秋，腎主冬，各在主時易受病。4 非其時：非肺所主的秋天。5 相參：相合，相應。6 治時：指五臟所主的時令，也叫旺時。7 至陰：農曆六月為至陰，指脾之主時長夏。

譯文

黃帝問道：「肺臟能使人咳嗽，為甚麼？」岐伯回答說：「五臟六腑都能使人咳嗽，不只是肺臟能使人咳嗽。」黃帝道：「想聽聽具體情況。」岐伯說：「皮毛主表，和肺是相配合的。皮毛受了寒氣，寒氣就會侵入肺臟。假若喝了冷水或者吃了冷東西，寒氣入胃，從肺脈上注於肺，肺也會因此受寒。這樣，內外的寒邪互相結合，留止在肺臟，就會引起肺咳。至於五臟六腑的咳嗽，是五臟各在所主的時令受邪，如不在肺所主的秋令，五臟所受邪氣會分別傳給肺而致咳。人與天地自然相參應，五臟各在它所主的時令中受了寒邪，便能得病。若輕微的，就是咳嗽；嚴重的，寒氣入裏，就成為瀉泄、腹痛。一般情況是在秋天肺先受邪，在春天肝先受邪，在夏天心先受邪，在季夏脾先受邪，在冬天腎先受邪。」

賞析與點評

無論任何原因，只要影響肺的宣發肅降，導致肺氣上逆，均可導致咳嗽，咳嗽為肺之本病。但該句從中醫整體觀念出發又提出了「五藏六府皆令人咳，非獨肺也」的觀點，不僅突破了咳嗽治肺的局限性，擴大了咳嗽的病理範圍，更重要的是提示了咳嗽與五臟六腑的密切關係。啟示臨床，必須考慮其他臟腑功能失調對肺氣宣降的影響，應分清標本先後、輕重緩急，探求其深層次的病因病理，注重調理相關臟腑。

本節闡述了兩個觀點。其一是咳嗽的成因分為內、外兩方面，外則從皮毛而入，影響肺臟而致咳嗽；內則寒涼飲冷入胃，循肺脈上行至肺發為咳嗽。其二是從天人相參角度分析，提出不同季節的時令邪氣常侵犯相應臟腑，進而波及肺而致咳嗽，這一方面説明五臟對相應季節時邪的易感性，一方面也反映了《黃帝內經》中重要的四時五臟的發病觀，對臨牀辨治咳嗽具有指導意義。

帝曰：「何以異之？」岐伯曰：「肺欬之狀，欬而喘，息有音，甚則唾血[1]。心欬之狀，欬則心痛，喉中介介如梗狀[2]，甚則咽腫喉痹。肝欬之狀，欬則兩脅下痛，甚則不可以轉，轉則兩胠下滿[3]，脾咳之狀，咳則右脅下痛，陰陰引肩背[4]，甚則不可以動，動則欬劇。腎欬之狀，咳則腰背相引而痛，甚則咳涎[5]。」

註釋

1 唾血：血隨咳唾而出。2 介介：形容喉中有物如梗塞狀。3 兩胠：左右腋下脅肋部。4 陰陰：即隱隱。5 欬涎：咳出黏沫。

譯文

黃帝問道：「怎樣來區別這些咳嗽呢？」岐伯說：「肺咳的症狀，咳嗽的時候，喘息有聲音；嚴重的還會唾血。心咳的症狀，咳嗽的時候，感到心痛，喉中像有東西堵塞；嚴重的會咽喉腫痛閉塞。肝咳的症狀，咳嗽的時候，兩脅疼痛；嚴重的不能行走，如果行走，兩腳就會浮腫。脾咳的症狀，咳嗽的時候，右脅痛，隱隱然痛牽肩背；嚴重的不能活動，一活動，咳嗽就加重。腎咳的症狀，咳嗽的時候，腰背互相牽扯作痛，嚴重的就要咳出黏沫來。

帝曰：「六府之欬奈何？安所受病？」岐伯曰：「五藏之久咳，乃移於六府。脾欬不已，則胃受之；胃欬之狀，欬而嘔，嘔甚則長虫出[1]。肝欬不已，則膽受之；膽欬之狀，欬嘔膽汁。肺欬不已，則大腸受之；大腸欬狀，欬而遺矢[2]。心欬不已，則小腸受之；小腸欬狀，欬而失氣[3]，氣與欬俱失。腎欬不已，則膀胱受之；膀胱欬狀，欬而遺溺。久咳不已，則三焦受之，三焦咳狀，咳而腹滿，不欲食飲。此皆聚於胃，關於肺，使人多涕唾而面浮腫氣逆也[4]。」

註釋

1 長虫：指蛔蟲。2 遺矢：即大便失禁。3 失氣：即矢氣，俗稱放屁。4 涕唾：稠痰。

譯文

黃帝道：「六腑咳嗽的症狀怎樣？又是怎麼得病的呢？」岐伯說：「五臟咳嗽，日久不癒，就要轉移到六腑。脾咳不愈，胃就要受病；胃咳的症狀，咳而嘔吐，厲害的時候，可嘔出蛔蟲。肝咳不愈，膽就要受病；膽咳的症狀，咳嗽起來，可吐出膽汁。肺咳不愈，大腸就要受病；大腸咳的症狀，咳嗽的時候，大便失禁。心咳不愈，小腸就要受病；小腸咳的症狀，咳嗽時要放屁，經常是咳嗽和放屁並作。腎咳不愈，膀胱就要受病；膀胱咳的症狀，咳嗽的時候，小便失禁。以上各種咳嗽，如果經久不癒，那麼三焦就要受病；三焦咳的症狀，咳嗽的時候，肚腸脹滿，不想吃東西。這些咳嗽，無論是哪一臟腑的病變，其寒邪傷脾胃，痰飲停聚於胃，影響到肺，使人多吐稠痰，面目浮腫，氣逆。」

賞析與點評

咳嗽雖與五臟六腑均有關係，但重點是肺和胃。就肺而言，其重要性不言自明，然咳為何與胃有關係？可以從三個方面來理解：其一，胃（脾）為五臟六腑之海，氣血生化之源，若胃弱則化源不足，臟腑失於充養，抗病力弱，易於感受外邪而病咳；其二，肺之經脈起於中焦，下絡大腸環循胃口，所以胃獨受邪或由其他臟腑內傳於胃的邪氣，均可通過肺的經脈上傳於肺而為咳嗽；其三，胃主受納，脾主運化，若脾胃損傷，水津失運，停聚於胃則為痰飲，痰飲上逆於肺而為咳嗽。

帝曰：「治之奈何？」岐伯曰：「治藏者，治其俞[1]；治府者，治其合[2]；浮腫者，治其經[3]。」帝曰：「善。」

註釋

1 俞：輸穴。2 合：合穴。3 經：經穴。輸、合、經穴之義，詳見本書《九鍼十二原》篇。

譯文

黃帝問道：「治療的方法怎樣？」岐伯說：「治療五臟的咳嗽，要取腧穴；治療六腑的咳嗽，要取合穴；凡是由於咳嗽而致浮腫的，要取經穴。」黃帝說：「說得好！」

痹論第四十三

本篇導讀——

「痹」同閉，是閉阻不通的意思。「痹證」是指經絡阻滯，氣血凝聚不暢而致的病症。本篇較系統地論述了痹症的病因、病機、證候分類以及治法和預後等，故以此名篇。

本篇首先從病因上提出「風寒濕三氣雜至」是痹症發生的外因，而五臟真氣不足，營衛運行失常是導致痹症的內在因素。其次，從證候分類上，不僅從病因學方面分為風痹、寒痹、濕痹；還從病位上分為五體痹、五臟痹，甚至從病性上分為偏寒和偏熱的痹症。再次，指出各類痹症的主要症狀、病理機制及其辨證要點，並探討了痹症的預後和痹症隨病、隨經取穴的鍼刺治療原則。

黃帝問曰：「痺之安生[1]？」岐伯對曰：「風寒濕三氣雜至合而為痹也。其風氣勝者為行痺[2]，寒氣勝者為痛痺[3]，濕氣勝者為著痺也[4]。」

註釋

1 痺：閉阻不通。2 行痺：又稱「風痺」。表現為肢節疼痛，游走不定。3 痛痺：又稱「寒痺」。表現為肢體疼痛較重，得熱則緩，遇冷加劇。4 著痺：又稱「濕痺」。表現為肢體疼痛重著，固定不移，或肌肉麻木不仁。

譯文

黃帝問道：「痺病是怎樣發生的？」岐伯回答說：「風、寒、濕三氣混雜在一起入侵人體而形成痺證。風偏重的，叫行痺；寒偏重的，叫痛痺；濕偏重的，叫做著痺。」

賞析與點評

痹症主要是由風寒濕三種邪氣混雜侵犯人體，致機體經絡閉阻，營衛之氣凝澀而出現四肢肌肉關節沉重疼痛，甚至難以屈伸的病症，由於三種邪氣的偏盛不同，會有不同的症狀表現，進而又有不同的病症分類。

帝曰：「其有五者何也？」岐伯曰：「以冬遇此者為骨痹[1]；以春遇此者為筋痹[2]；以夏遇此者為脈痹[3]；以至陰遇此者為肌痹[4]；以秋遇此者為皮痹[5]。」

註釋

1 骨痹：病名。表現為骨痛，身重，四肢沉重難舉。2 筋痹：病名。表現為筋脈拘急，關節疼痛，難以屈伸。3 脈痹：病名。表現為不規則的發熱，肌膚有灼熱感，疼痛，皮膚或見紅斑。4 肌痹：病名。表現為肌肉麻木，或痠痛無力、睏倦、汗出等。

5 皮痹：病名。表現為皮膚枯槁麻木，微覺痛癢。

譯文

黃帝道：「痹病分為五種，都是甚麼？」岐伯說：「在冬天得病的叫骨痹；在春天得病的叫筋痹；在夏天得病的叫脈痹；在季夏得病的叫肌痹；在秋天得病的叫皮痹。」

賞析與點評

以上經文從三個方面對痹症進行分類。一是從感邪偏盛的不同和病邪性質來分，有行痹（風痹）、痛痹（寒痹）、著痹（濕痹）三種。二是按受邪部位不同而分為皮痹、筋痹、脈痹、肌痹、骨痹五體痹。痹症的發生與季節氣候密切相關，腎主骨，通於冬氣，冬季腎氣虛感受邪氣，侵犯於骨就會發生骨痹；肝主筋，通於春氣，春季肝氣不足感受邪氣，侵犯於筋就會發生筋痺；心主脈，通於夏氣，夏季心氣不足感受邪氣，侵犯於脈就會發生脈痺；脾主肌肉，通於長夏之氣，長夏脾氣不足感受邪氣，侵犯於肌肉就會發生肌痺；肺主皮毛，通於秋氣，秋季肺氣不足感受邪氣，侵犯於皮毛就會發生皮痺。最後還從痹症的發展，討論了五體痺久而不癒，正氣虛損，或重感邪氣，會內舍於其所合之臟，從而形成五臟痹。

帝曰：「內舍五藏六府，何氣使然？」岐伯曰：「五藏皆有合，病久而不去者，內舍其合也[1]。故骨痹不已，復感於邪，內舍於腎；筋痹不已，復感於邪，內舍於肝；脈痺不已，復感於邪，內舍於心；肌痹不已，復感於邪，內舍於脾；皮痺不已，復感於邪，內舍於肺。所謂痺者，各以其時重感於風寒濕之氣也[2]。」

註釋

1 內舍：指病邪居留潛藏於內。合：五臟與五體內外相應。2 各以其時：指五臟所主的季節。

譯文

黃帝道：「痺病的病邪有內藏於五臟六腑的，這是甚麼氣使它這樣的呢？」岐伯說：「五臟都有外合的筋、脈、肉、皮、骨，病邪久留在體表不去，就會侵入它所相應的內臟。所以骨痺不癒，又復感邪氣，就內藏於腎；筋痺不癒，又復感邪氣，就內藏於肝；脈痺不癒，又複感邪氣，就內藏於心；肌痺不癒，又複感邪氣，就內藏於脾；皮痺不癒，又複感邪氣，就內藏於肺。所謂的痺病，是在五臟所主季節裏感受風、寒、濕三氣所形成的。」

「凡痺之客五藏者，肺痺者，煩滿喘而嘔。心痺者，脈不通，煩則心下鼓[1]，暴上氣而喘[2]，嗌乾善噫，厥氣上則恐。肝痺者，夜臥則驚，多飲數小便，上為引如懷。腎痺者，善脹[3]，尻以代踵[4]，脊以代頭[5]。脾痺者，四支解墮[6]，發欬嘔汁，上為大塞[7]。腸痺者，數飲而出不得，中氣喘爭[8]，時發飧泄。胞痺者，少腹膀胱按之內痛，若沃以湯[9]，澀於小便，上為清涕。」

註釋

1 心下鼓：即心悸。2 暴上氣而喘：氣逆上沖而致喘。3 善脹：腫脹，脹滿。4 尻（kāo）以代踵（zhǒng）：尻，尾骨，踵，脚跟。指能坐不能行。5 脊以代頭：背曲頭俯不能仰，脊骨高聳反過於頭。6 四支解墮：四肢睏倦無力。7 上為大塞：上焦痞塞。8 中氣喘爭：腸胃之氣上迫於肺以致喘息氣急。9 若沃以湯：好像澆了熱水的樣子。湯，熱水。

譯文

「凡痺病侵入到五臟，肺痺的症狀，是煩悶，喘息而嘔。心痹的症狀，是血脈不通，心煩而且心跳，暴氣上沖而喘，咽喉乾燥，經常噯氣。逆氣上乘於心，就令人驚恐。肝痹的症狀，是夜間睡眠多驚，好飲水，小便次數多，上引少腹，膨滿像懷孕時一樣。腎痹的症狀，是渾身腫脹，脹得能坐而不能行，能低頭而不能仰頭，好像用尾骨著地，又好像頸骨下傾、脊骨上聳一樣。脾痹的症狀，是四肢倦怠無力，咳嗽，嘔吐清汁，胸部痞塞。腸痹的症狀，是常常喝水而小便困難，腹中腸鳴，腸胃之氣上沖迫肺，喘而急迫，有時發生飧泄。胞痹的症狀，是手按小腹、膀胱，內有痛感，且腹中覺熱，好像澆了熱水一樣，小便澀滯，上部鼻流清涕。」

「陰氣者[1]，靜則神藏，躁則消亡。飲食自倍，腸胃乃傷[2]。淫氣喘息，痹聚在肺；淫氣憂思，痹聚在心；淫氣遺溺，痹聚在腎；淫氣乏竭[3]，痺聚在肝；淫氣肌絕，痺聚在脾。諸痺不已，亦益內也。其風氣勝者，其人易已也。」

註釋

1 陰氣：此處指五臟精氣。2 飲食自倍，腸胃乃傷：如果飲食過多了，腸胃就要受到損傷。3 乏竭：氣血衰敗，疲乏力竭。

譯文

假如「五臟的陰氣，人安靜不涉邪氣就精神內藏，若躁動觸冒邪氣時神易於耗散。飲食過多了，腸胃就要受傷。臟氣淫亂失其平和而喘息迫促，那麼風寒濕的痺邪就容易凝聚在肺；臟氣淫亂失其平和而憂愁思慮，那麼風寒濕的痹邪就容易凝聚在心；臟氣淫亂失其平和而遺尿，那麼風寒濕的痺邪就容易凝聚在腎；臟氣淫亂失其平和而疲乏口渴，那麼風寒濕的痺邪就容易凝聚在肝；臟氣淫亂失其平和而過飢傷胃，那麼風寒濕的痺邪就容易凝聚在脾。各種痺病日久不癒，會越來越往人體的內部發展如屬於風氣偏勝的痺證就比較容易痊癒。」

賞析與點評

痹症不僅與外因有關，尚與內在臟腑之氣的強弱以及飲食勞逸有關。如果五臟精氣充足，精神內藏安定，陰陽平和祕藏，邪氣就不會內襲，如果臟氣不足，精神躁擾妄動，精神耗散，擾動氣血，內臟失和，則外邪內侵為病。飲食脾胃是後天之本，如果飲食不當過飽傷脾胃，進一步還可傷及其他臟腑功能，致臟腑氣血紊亂而為病。

帝曰：「痺，其時有死者，或疼久者，或易已者，其故何也？」岐伯曰：「其入藏者死，其留連筋骨者疼久，其留皮膚間者易已。」

譯文　黃帝問：「痺病時有會死的，有疼痛很久不好的，有很快就好的，這是甚麼緣故？」岐伯說：「痺病侵入五臟的，就會死亡；纏綿在筋骨裏的，疼痛就會長久不好；如邪氣只留在皮膚的，那就容易好。」

帝曰：「其客於六府者，何也？」岐伯曰：「此亦其食飲居處[1]，為其病本也。六府亦各有俞，風寒濕氣中其俞，而食飲應之，循俞而入，各舍其府也。」

註釋　1「此亦」句：飲食不節，居處失宜，是腑痹致病的根本原因。

譯文　黃帝道：「痺病有的侵入到六腑，是甚麼情況？」岐伯說：「這也是由於飲食不節，居處失宜所致，也是腑痹的根本原因。六腑各有腧穴，風、寒、濕三氣從外侵襲了一定的腧穴，而又內傷飲食，外內相應，病邪就循著腧穴而入，各自潛留在本腑。」

帝曰：「以鍼治之奈何？」岐伯曰：「五藏有俞[1]，六府有合[2]，循脈之分，各有所發，各隨其過，則病瘳也[3]。」

註釋

1 五臟有俞：即五臟各有輸穴。如肝輸太沖、心輸大陵、脾輸太白、肺輸太淵、腎輸太溪。2 六腑有合：六腑各有合穴。如胃之合三里，膽之合陽陵泉，大腸之合曲池，小腸之合小海，三焦之合委陽，膀胱之合委中。3 瘳（chōu）：病癒。

譯文

黃帝道：「用鍼刺治療痺證應怎樣？」岐伯說：「五臟有輸穴，六腑有合穴，循著經脈所屬的部分，各有發生疾病的部位，只要在各發生疾病的地方進行鍼刺治療，病就會痊癒的。」

帝曰：「榮衛之氣，亦令人痺乎？」岐伯曰：「榮者[1]，水穀之精氣也。和調於五藏，灑陳於六府[2]，乃能入於脈也，故循脈上下，貫五藏絡六府也。衛者，水穀之悍氣也[3]，其氣慓疾滑利，不能入於脈也，故循皮膚之中，分肉之間，熏於肓膜[4]，散於胸腹。逆其氣則病，從其氣則愈。不與風寒濕氣合，故不為痺。」

註釋 1榮者：指榮氣，也稱營氣。2灑陳：散佈。3悍氣：強悍之氣。4肓膜：心下膈上之膜。

譯文 黃帝道：「營氣、衛氣也與風、寒、濕三氣相合而成痹病嗎？」岐伯說：「營氣是水穀所化成的精氣。它調和於五臟，散佈在六腑，然後進入脈中，循著經脈運行上下，貫通五臟、聯絡六腑。衛氣是水穀所化生的悍氣，其氣急滑，不能進入脈中，所以只循行皮膚之中，分肉之間，上熏蒸於肓膜，下散佈於胸腹。如果營衛之氣循行失常，就會生病，營衛之氣運行正常，病就會好。總之，營衛之氣不與風、寒、濕三氣相合，就不會發生痹病。」

賞析與點評

本段論述內在營衛之氣與痹症的密切關係。若內在營衛之氣充足且運行正常，風寒濕邪不易侵襲人體，則不發生痹症；若營衛虧虛或運行失常，風寒濕邪就會乘虛內襲，從而發生痹症。故原文說「逆其氣則病，從其氣則愈。不與風寒濕氣合，故不為痹」。說明痹症既有風寒濕邪外襲，又有營衛氣血不足的內因。

帝曰：「善。痺，或痛，或不痛，或不仁，或寒，或熱，或燥，或濕，其故何也？」岐伯曰：「痛者，寒氣多也，有寒故痛也。其不痛不仁者，病久入深，榮衛之行濇，經絡時疏[1]，故不痛；皮膚不營，故為不仁。其寒者，陽氣少，陰氣多，與病相益，故寒也。其熱者，陽氣多，陰氣少，病氣勝，陽遭陰，故為痺熱。其多汗而濡者，此其逢濕甚也。陽氣少，陰氣盛，兩氣相感[2]，故汗出而濡也。」

註釋

1 疏：通。2 兩氣：指外來的濕氣與人體的陰氣。

譯文

黃帝道：「說得好！痺病有痛的，有不痛的，有麻木的，並有寒、熱、燥、濕等不同情況，是甚麼原因？」岐伯說：「痛的是寒氣偏多，有寒氣就疼痛。麻木不痛的，那是病程日久，病邪深入，營衛運行遲滯，但經絡有時還能疏通，所以不痛；皮膚得不到營養，所以麻木不仁。寒多的，是素體陽氣少，陰氣多，再感受了風寒濕的痺氣，所以寒更盛；熱多的，是素體陽氣盛，陰氣少，病氣過強，陰不勝陽，所以是痹熱。多汗出而沾濕的，是感受濕氣太甚。陽氣不足，陰氣有餘，陰氣和濕氣相感，所以多汗出而沾濕。」

帝曰：「夫痹之為病，不痛何也？」岐伯曰：「痺在於骨則重，在於脈則血凝而不流，在於筋則屈不伸，在於肉則不仁，在於皮則寒。故具此五者，則不痛也。凡痺之類，逢寒則蟲[1]，逢熱則縱。」帝曰：「善。」

註釋

1 逢寒則蟲：蟲做急。

譯文

黃帝道：「痺病有不痛的，這是甚麼緣故？」岐伯說：「痺在骨的則身重，痺在脈則血凝滯而不流暢，痺在筋的則屈而不伸，痺在肌肉的則麻木不仁，痺在皮膚的則寒涼。所以有這五種症狀的，就不會有疼痛。大凡痺病之類，遇到寒氣就攣急，遇到熱氣就弛緩。」黃帝說：「說得好！」

調經論第六十二

本篇導讀——

「調」是協調、調和或調整之意；「經」是指經絡、經脈。本篇主要論述如何通過調和經絡氣血陰陽，進而調整經絡內屬臟腑或外連肢節的病變，故以此名篇。

本篇提出了五個觀點。一、經絡是人體氣血運行的通道，人體感受邪氣則經絡氣血運行失常並產生種種疾病，故疾病的診治皆以經絡作為依據；二、血、氣、神、形、志五方面，是人體生命物質及其功能活動的概括，本篇論述這五者與五臟的關係及其在病理上產生「太過」「不及」的表現和治療方法；三、論述氣血相並形成虛實的病理，以及血並、氣並、氣血相並等各種病變的表現；四、闡述了陰陽偏盛偏衰產生的病理機轉及症狀；五、論述了根據虛實病變，採用相應的補瀉手法，以及對不同病位的施治方法。

黃帝問曰：「余聞刺法[1]言，有餘寫之，不足補之，何謂有餘？何謂不足？」岐伯對曰：「有餘有五，不足亦有五，帝欲何問？」帝曰：「願盡聞之。」岐伯曰：「神有餘有不足，氣有餘有不足，血有餘有不足，形有餘有不足，志有餘有不足。凡此十者，其氣不等也。」

註釋

1 刺法：指古代論述鍼刺方法等問題的文獻。

譯文

黃帝問道：「我聽刺法上說，病屬有餘的用瀉法，病屬不足的用補法。甚麼是有餘，甚麼是不足呢？」岐伯回答說：「有餘有五種，不足也有五種，你要問哪一種呢？」黃帝道：「希望都聽聽！」岐伯說：「神有有餘和不足兩種情況，氣有有餘和不足兩種情況，血有有餘和不足兩種情況，形有有餘和不足兩種情況，志有有餘和不足兩種情況。這十種情況，隨氣流變，變化無窮。」

帝曰：「人有精氣津液，四支九竅，五藏十六部[1]，三百六十五節[2]，乃生百病，百病之生，皆有虛實。今夫子乃言有餘有五，不足亦有五，何以生之乎？」岐伯曰：「皆生於五藏也。夫心藏神，肺藏氣，肝藏血，脾藏肉，腎藏志，而此成形。

志意通，內連骨髓，而成身形五藏。五藏之道，皆出於經隧，以行血氣。血氣不和，百病乃變化而生。是故守經隧焉[3]。」

註釋

1 十六部：指手足十二經脈，加上沖脈、督脈、任脈、帶脈。2 三百六十五節：指人的全身關節。3 經隧：經脈流行之道。

譯文

黃帝問道：「人有精氣津液，四肢、九竅，五臟、十六部，三百六十五節，能夠發生各種疾病，而各種疾病發生，均有虛實的不同。現在，夫子您只說有餘的有五種，不足的也有五種，究竟是怎樣發生的呢？」岐伯說：「都是從五臟發生的。心藏神，肺藏氣，肝藏血，脾藏肉，腎藏志，因而生成人的形體。而志意通達，與內部骨髓互相連繫，而形成了人的身體五臟。五臟之間相互聯繫的通道，都是出自經脈之間，從而運行血氣。如果血氣不調和，就會變化發生各種疾病。所以診斷治療疾病時，要以保持經脈的流暢作為根據。」

賞析與點評

雖然有神、氣、血、形、志的有餘和不足多種病變，但這些病變的實質均是五臟病變，只有志意治，方能保證五臟功能正常，如志意有餘或不足，則不僅影響五臟之氣，還可影響經脈氣血的虛實。五臟病變的發生其實也常常是經脈氣血失調所致，經脈氣血一旦失調，「百病乃變化而生」，故對於五臟病變的治療仍然要立足於「守經隧」，即通過疏通經脈，調理氣血而治療五臟的虛實病變。這也正是本文「調經」的本旨。

帝曰：「神有餘不足何如？」岐伯曰：「神有餘則笑不休，神不足則悲。血氣未並[1]，五藏安定，邪客於形，灑淅起於毫毛，未入於經絡也，故命曰神之微[2]。」帝曰：「補寫奈何？」岐伯曰：「神有餘，則寫其小絡之血，出血勿之深斥[3]，無中其大經，神氣乃平。神不足者，視其虛絡[4]，按而致之，刺而利之，無出其血，無泄其氣，以通其經，神氣乃平。」帝曰：「刺微奈何？」岐伯曰：「按摩勿釋，著鍼勿斥，移氣於不足，神氣乃得復。」

註釋

1 血氣未並：血氣未有偏聚。2 神之微：心經的微邪。因心藏神，故有此說。3 深斥：推鍼深刺。4 虛絡：指虛而陷下的絡脈。

譯文

黃帝問：「神有餘和不足的情況如何？」岐伯說：「神有餘就大笑不止，神不足就悲憂。如果病邪還未與血氣混雜，那麼，五臟還是安定的，這時病邪只是滯留在身體表面，只是肌膚毫毛惡寒，尚未進入經絡，這叫做神病的輕微階段。」黃帝又問：「治療時怎樣使用補瀉之法呢？」岐伯說：「神有餘的，就刺它的小絡之脈，使之出血，使之出血但不要推鍼深刺，更不要刺傷大的經脈，這樣，神氣就自然平調了。神不足的要用補法，察看虛而下陷之絡，按摩以達病所，再配合鍼刺通利經氣，不令出血，也不使其氣外泄，只是疏通它的經脈，神氣就平調了。」黃帝又問：「鍼刺微邪應該怎樣？」岐伯說：「按摩病處，不要停止，鍼刺時不向深推鍼，只是引導轉移病人之氣，使之充足，神氣就能恢復。」

帝曰：「善。氣有餘不足奈何？」岐伯曰：「氣有餘則喘欬上氣，不足則息不利少氣。血氣未並，五藏安定，皮膚微病，命曰白氣微泄。」帝曰：「補寫奈何？」岐伯曰：「氣有餘，則寫其經隧，無傷其經，無出其血，無泄其氣。不足，則補其經隧，無出其氣。」帝曰：「刺微奈何？」岐伯曰：「按摩勿釋[1]，出鍼視之，曰我將深之。適入必革[2]，精氣自伏，邪氣散亂[3]，無所休息，氣泄腠理，真氣乃相得。」

註釋

1 按摩勿釋：按摩的時間要長些。2 適入必革：鍼之至人，必變革前說而淺刺。3「精氣」兩句：精氣貫注於內，邪氣散亂於淺表。

譯文

黃帝道：「很好！氣有餘和不足的情況是怎樣的？」岐伯說：「氣有餘就喘咳、上逆，氣不足就呼吸不利、氣短。如果邪氣尚未與氣血混雜，五臟還是安定的，這時只是皮膚微病，病勢尚輕，這叫做肺氣微虛。」黃帝又問道：「補瀉的方法怎樣？」岐伯說：「氣有餘就瀉經隧，但不要傷了經脈，不能出血，不能氣泄。如氣不足的，就要補經隧，不能出氣。」黃帝又問道：「鍼刺微病時應怎樣？」岐伯說：「應按摩病處，時間要長些，同時拿出鍼讓病人看，並佯說，我要準備深刺了。但是剛進鍼就必改為淺刺，這樣病人的精氣自然貫注於內，而邪氣就散亂於淺表，無處留止，邪氣從腠理發泄了，真氣自然就能恢復正常。」

帝曰：「善。血有餘不足奈何？」岐伯曰：「血有餘則怒，不足則恐。血氣未並，五藏安定，孫絡外溢，則經有留血。」帝曰：「補寫奈何？」岐伯曰：「血有餘，則寫其盛經出其血；不足，則視其虛經，內鍼其脈中。久留而視，脈大，疾出其鍼，無令血泄。」帝曰：「刺留血奈何？」岐伯曰：「視其血絡，刺出其血，無令惡血得入於經，以成其疾。」

註釋

1 血有餘則怒，不足則恐：肝藏血，血有餘則肝氣上逆為怒。木不足，則土氣盛，並於所不勝之腎臟而為恐。

譯文

黃帝說：「很好！血有餘和不足的情況是怎樣的？」岐伯說：「血有餘就易發怒，血不足就易恐怯。如果邪氣尚未與血氣混雜，五臟還安定，只是孫絡邪盛外溢，經內就會有淤血現象。」黃帝又問道：「補瀉的方法怎樣？」岐伯說：「血有餘，瀉他的盛經，刺之出血；血不足，看他虛弱的經脈，把鍼扎在經脈上。在進鍼後，如病人脈象正常，留鍼時間就要稍長；如脈見洪大，就要立刻拔鍼，不使出血。」黃帝又問道：「刺留血的方法怎樣？」岐伯說：「看準哪有留血的絡脈，刺出其血，但注意不要讓惡血回流入經脈，以免引起其他疾病。」

帝曰：「善。形有餘不足奈何？」岐伯曰：「形有餘則腹脹，涇溲不利[1]；不足則四支不用。血氣未並，五藏安定，肌肉蠕動，命曰微風。」帝曰：「補寫奈何？」岐伯曰：「形有餘則寫其陽經[2]，不足則補其陽絡。」帝曰：「刺微奈何？」

岐伯曰：「取分肉間，無中其經，無傷其絡，衛氣得復，邪氣乃索[3]。」

註釋　1 涇（jīng）溲不利：大小便不利。2 陽經：和下文的「陽絡」，指足陽明經脈、足陽明絡脈。3 索：消散。

譯文　黃帝道：「很好！形有餘和不足的情況是怎樣的？」岐伯說：「形有餘就腹脹，大小便不利；形不足則手足不靈活。如果邪氣尚未與血氣混雜，五臟還安定，只是肌肉有些微微蠕動的感覺，這叫『微風。』」黃帝又問道：「補瀉的方法怎樣？」岐伯說：「形有餘就瀉足陽明胃經的經脈之氣，形不足就補足陽明胃經的絡脈之氣。」黃帝又問道：「鍼刺微風之病應怎樣？」岐伯說：「刺其分肉間以散其邪，不要刺中經脈，也不要傷及絡脈，衛氣能夠恢復，邪氣就消散了。」

帝曰：「善。志有餘不足奈何？」岐伯曰：「志有餘則腹脹飧泄，不足則厥。血氣未並，五藏安定，骨節有動[1]。」帝曰：「補寫奈何？」岐伯曰：「志有餘則寫然筋血者[2]，不足則補其復溜[3]。」帝曰：「刺未並奈何？」岐伯曰：「即取之，無中其經，邪所乃能立虛。」

註釋 1骨節有動：骨節之間有鼓動之狀。2然筋：即然穀穴。3復溜：穴名。在足內踝上二寸處，屬足少陰腎經。

譯文 黃帝道：「很好！志有餘和不足的情形是怎樣的？」岐伯說：「志有餘就要腹脹飧泄，志不足就手足厥冷。如果邪氣尚未與氣血混雜，那麼五臟還是安定的，只是骨節間有鼓動之狀。」黃帝道：「補瀉的方法是怎樣的？」岐伯說：「志有餘就刺瀉然穀穴出血，志不足就在復溜穴採取補法。」黃帝又問道：「在邪氣與血氣尚未相混的時候，怎樣刺治呢？」岐伯說：「就刺骨節鼓動的地方，不要傷及經脈，只刺邪所留止處，病邪馬上就能除去。」

賞析與點評

上述分別講了神、氣、血、形、志有餘和不足所形成的虛實病證。心藏神，神病多屬於心。心（神）有餘，見「笑不休」，心（神）不足，見「悲」。證之臨牀，心火亢盛，神不守舍，見「笑不休」的狂證；而心氣不足，神氣弛緩，見抑鬱悲哀，情緒低落的癲證。肺主氣，氣病多屬於肺。肺氣有餘，失於宣降，則發為喘咳的肺氣壅實之證；肺氣不足，宣降無力，則發為少氣不足以息，動則氣促的虛損病證。肝藏血，血病多屬於肝。肝主怒而有餘，則疏泄升發太過而為煩躁多怒；肝氣不足，肝膽相表裏，則膽氣虛怯。脾主肌肉而充形體，故形病多與脾有關。水濕壅盛於脾，脾不健運，故見腹脹，二便不利等症；脾虛則化源不足，四肢失充養，久則痿廢不用。腎藏志，志病多屬於腎。腎為胃之關，腎病則關門不利，水聚而為腹脹、飧泄等症。腎藏元陽，腎陽不足，不溫手足，四肢逆冷。

帝曰：「善。餘已聞虛實之形，不知其何以生。」岐伯曰：「氣血以並，陰陽相傾[1]。氣亂於衛，血逆於經，血氣離居[2]，一實一虛。血並於陰，氣並於陽，故為驚狂。血並於陽，氣並於陰，乃為炅中[3]。血並於上，氣並於下，心煩惋善怒[4]。血並於下，氣並於上，亂而喜忘。」帝曰：「血並於陰，氣並於陽，如是血氣離居，何者為實？何者為虛？」岐伯曰：「血氣者，喜溫而惡寒。寒則泣不能流，溫則消而去之[5]，是故氣之所並為血虛[6]，血之所並為氣虛。」

註釋

1 氣血以並，陰陽相傾：氣血有偏盛，陰陽不平衡。2 血氣離居：血氣失去正常狀態。3 炅（jiǒng）中：內熱。4 惋：悶。5 溫則消而去之：溫暖則氣血散開而流走。6 並：偏勝。

譯文

黃帝道：「很好！我已經聽到關於虛實的各種情況，但還不知道是怎樣產生的？」

帝曰：「人之所有者，血與氣耳。今夫子乃言血並為虛，氣並為虛，是無實乎？」岐伯曰：「有者為實，無者為虛，故氣並則無血，血並則無氣，今血與氣相失[1]，故為虛焉。絡之與孫脈俱輸於經，血與氣並，則為實焉。血之與氣並走於上，則為大厥[2]，厥則暴死，氣復反則生[3]，不反則死。」

岐伯說：「虛實的發生，是由於邪氣與血氣混雜，陰陽失調。這樣，氣竄亂於衛分，血逆行於經絡，血氣都離了本位，就形成了一虛一實的情況。如果血與陰邪相混，氣與陽邪相混，就會發生驚狂的病證。如果血與陽邪相混，氣與陰邪相混就會發生內熱的病證。如果血與邪氣在人體上部相混雜，氣與邪氣在人體下部相混雜，就會心中煩悶，多怒。如果血與邪氣在下部相混雜，氣與邪氣在人體上部相混雜，就會使人氣亂健忘。」黃帝道：「血與陰邪相混，氣與陽邪相混，像這樣血氣分離不循常規，怎樣才算實，怎樣才算虛呢？」岐伯說：「血和氣都喜歡溫暖而厭惡寒冷。寒冷會使血氣澀滯不能暢通，溫暖就能使血氣消散而易於運行，所以氣若偏勝，就有血虛的現象；而血若偏勝，就有氣虛的現象。」

註釋

1 血與氣相失：血和氣失去了相互聯繫。2 大厥：突然昏倒，不省人事之類疾病。3 反：通返。

譯文

黃帝說：「人體最寶貴的，就是血和氣了。現在夫子您說血偏勝、氣偏勝都是虛，就沒有實了嗎？」岐伯說：「多餘的就叫做實，不足的就叫做虛。因為氣偏勝，血就顯得不足；血偏勝，氣就顯得不足。加之血和氣失去了正常聯繫，所以就成為虛了。大絡和孫絡裏的血氣都流注到經脈，如果血與氣混雜，那就成為實了。如血和氣混雜後，循著經絡上逆，就會發生大厥證，得了大厥證，就會突然昏死過去，如果氣能複返就能活，否則就會死去。」

帝曰：「實者何道從來？虛者何道從去？虛實之要，願聞其故。」岐伯曰：「夫陰與陽皆有俞會[1]。陽注於陰，陰滿之外，陰陽勻平，以充其形，九候若一，命曰平人[2]。夫邪之生也，或生於陰，或生於陽。其生於陽者，得之風雨寒暑；其生於陰者，得之飲食居處，陰陽喜怒[3]。」

註釋

1 夫陰與陽皆有俞會：陰與陽，陰經和陽經。俞會，經氣輸注會合之處。2 九候若一，命曰平人：九個診脈部位的脈象，上下如一，是為正常的人。3 陰陽：指男女，此指房事操勞。

譯文

黃帝道：「實是從甚麼途徑來的？虛又是從甚麼途徑去的？虛實的關鍵，我想聽聽其中的緣故。」岐伯說：「陰經和陽經，都有輸入和會合的腧穴。陽經的氣血，灌注到陰經，陰經氣血充滿了，就流走到其他地方，這樣陰陽平衡，來充實人的形體，九候的脈象一致，就是正常人。凡疾病的發生，有生於陰分，有生於陽分。生於陽分，是感受了風雨寒暑；生於陰分，是由於飲食不節，起居失常，房事過度，喜怒無常。」

賞析與點評

《黃帝內經》將引起人體產生疾病的病因分為陰陽兩大類，由風寒暑濕燥火侵襲所致的，為「生於陽」的外邪；由於飲食不當、居處不宜、喜怒失節、房事勞倦所致者，為「生於陰」的內邪。後來張仲景在《金匱要略・臟腑經絡先後病脈證第一》中提出「千般疢難，不越三條」，為宋代陳無擇創立「三因學說」提供啟示。現在也通常都將病因主要分為：內因、外因、不內外因三類。

帝曰：「風雨之傷人奈何？」岐伯曰：「風雨之傷人也，先客於皮膚，傳入於孫脈，孫脈滿則傳入於絡脈，絡脈滿則輸於大經脈，血氣與邪並客於分腠之間，其脈堅大，故曰實。實者外堅充滿，不可按之，按之則痛。」帝曰：「寒濕之傷人奈何？」岐伯曰：「寒濕之中人也，皮膚收[1]，肌肉堅緊，榮血泣，衛氣去，故曰虛。虛者，聶辟氣不足[2]，按之則氣足以溫之，故快然而不痛。」

註釋 1 收：急而聚，拘急。2 聶（zhé）辟（bì）：即褶皺的意思。此處指皮膚上的皺紋。

譯文 黃帝道：「風雨傷人的情況如何？」岐伯說：「風雨傷人是先侵入皮膚，然後傳入孫脈，孫脈充滿再傳到絡脈，絡脈充滿就注入到大經脈，血氣和邪氣混雜於分肉腠理之間，其脈象堅大，所以說是實證。實證外表堅實充滿，肌膚不能夠按觸，按觸就會疼痛。」黃帝又問：「寒濕傷人的情況如何？」岐伯說：「寒濕傷人，會使皮膚拘急，肌肉堅緊，營血凝澀，衛氣耗散，所以說是虛證。虛證，多見衛氣不充養皮膚，皮膚鬆弛而有皺紋。按摩就會血脈流暢，則氣足而溫暖了，所以感覺舒服不痛了。」

帝曰：「善！陰之生實奈何？」岐伯曰：「喜怒不節則陰氣上逆，上逆則下虛，下虛則陽氣走之[1]，故曰實矣。」帝曰：「陰之生虛奈何？」岐伯曰：「喜則氣下，悲則氣消。消則脈虛空。因寒飲食，寒氣熏滿[2]，則血泣氣去，故曰虛矣。」

註釋

1 下虛則陽氣走之：下部陰氣不足，陽氣就來乘之湊之。2 寒氣熏滿：寒氣傷動五臟之氣。

譯文

黃帝道：「很好！陰分發生的實證是怎樣的？」岐伯說：「喜怒不節制，就會使陰氣上逆。如果陰氣上逆，下部的陰氣就不足，下部的陰氣不足，陽氣就乘虛下行，所以說是實證。」黃帝又問：「陰分發生的虛症是怎樣的？」岐伯說：「喜樂太過，其氣下陷；悲哀太過，其氣消散。氣消耗，血脈就虛了。若再吃寒冷的飲食，寒氣趁虛而充滿於經脈，動傷臟氣，使血澀滯而氣耗散，這就是虛證。」

帝曰：「經言[1]陽虛則外寒，陰虛則內熱，陽盛則外熱，陰盛則內寒。余已聞之矣，不知其所由然也。」岐伯曰：「陽受氣於上焦，以溫皮膚分肉之間。今寒氣在外，則上焦不通。上焦不通，則寒氣獨留於外，故寒栗。」帝曰：「陰虛生內熱奈何？」岐伯曰：「有所勞倦，形氣衰少，穀氣不盛，上焦不行，下脘不通。胃氣熱，熱氣熏胸中，故內熱。」帝曰：「陽盛生外熱奈何？」岐伯曰：「上焦不通利，則皮膚緻密，腠理閉塞，玄府不通，衛氣不得泄越，故外熱。」帝曰：「陰盛生內寒奈何？」岐伯曰：「厥氣上逆，寒氣積於胸中而不寫，不寫則溫氣去，寒獨留，則血凝泣，凝則脈不通，其脈盛大以濇，故中寒。」

註釋

1 經言：古代的經典醫籍。

譯文

黃帝道：「古經上所說的陽虛生外寒，陰虛生內熱，陽盛生外熱，陰盛生內寒。我已聽到了這種說法，但不知其所以然。」岐伯說：「諸陽都是受氣於上焦，來溫養皮膚分肉之間。現在寒氣侵襲於外，使上焦之氣不能達於膚腠之間。上焦之氣不達於膚腠之間，以致寒氣獨留在外表，所以惡寒戰慄。」黃帝又問：「陰虛產生內熱是怎麼回事？」岐伯說：「勞倦過度，形體氣力衰疲，穀氣不足，上焦不能宣發五穀之味，下脘不能布化五穀之精，胃氣鬱遏生熱，上熏胸中，所以陰虛生內熱。」黃帝又問：「陽盛產生外熱是怎麼回事？」岐伯說：「上焦之氣不暢通順利，皮膚緊密，腠理閉塞，汗孔不通，衛氣不能發泄外越、所以就發生外熱。」黃帝又問道：「陰盛產生內寒是怎麼回事？」岐伯說：「由於厥逆之氣上沖，寒氣積在胸中而不得下瀉，寒氣不瀉，使陽氣消散，而寒氣獨留，因而血液凝澀，血液凝澀則脈不通暢，其脈雖盛大却兼澀象，所以成為寒中。」

賞析與點評

本段所講陰陽虛實內外寒熱的病理含義和現今臨床所指不盡一致。「陽虛生外寒」是外感寒邪早期的惡寒症狀，並非虛寒，現代臨牀所講的陽虛生外寒，是指陽氣不足，不溫肌表腠理的畏寒。本段所講「陰虛生內熱」是脾氣虛發熱，與現代臨床所講的陰虛不能制陽的虛熱不同。本段所講「陽盛生外熱」是寒邪犯肌腠，腠理閉塞衞氣內鬱不得外佈鬱而發熱，與現代臨牀所講的陽熱亢盛的各種實熱證不同。本段所講的「陰盛則內寒」是因寒氣積於胸中，使血脈凝澀不暢，久則損傷陽氣而產生的內寒，僅限於胸中，雖屬陽虛陰寒之邪過盛，但與現代臨牀陰盛則寒所講的一切臟腑陽虛之寒證不同。

帝曰：「陰與陽並，血氣以並，病形以成，刺之奈何？」岐伯曰：「刺此者，取之經隧，取血於營，取氣於衞，用形哉，因四時多少高下。」帝曰：「血氣以並，病形以成，陰陽相傾，補寫奈何？」岐伯曰：「寫實者氣盛乃內鍼[1]，鍼與氣俱內，

以開其門，如利其戶[2]。鍼與氣俱出，精氣不傷，邪氣乃下[3]。外門不閉[4]，以出其疾，搖大其道，如利其路，是謂大寫。必切而出，大氣乃屈[5]。」帝曰：「補虛奈何？」岐伯曰：「持鍼勿置[6]，以定其意。候呼內鍼，氣出鍼入[7]。鍼空四塞，精無從去。方實而疾出鍼，氣入鍼出，熱不得還。閉塞其門，邪氣布散，精氣乃得存。動氣候時，近氣不失，遠氣乃來，是謂追之[8]。」

註釋

1 氣盛乃內鍼：邪氣盛才進鍼。2 如：而。3 邪氣乃下：邪氣才退。4 外門：鍼孔。5 大氣乃屈：邪氣退屈。6 持鍼勿置：拿鍼不立即刺入。7 氣出鍼入：在呼氣時將鍼刺入。8 追之：鍼刺中的補法。

譯文

黃帝道：「陰與陽相混雜，同時血氣相混雜，病已經形成，刺治的方法應怎樣？」

岐伯說：「刺治這樣的病證，取其經隧刺之，並刺脈中營血和脈外衛氣，同時還要觀察病人形體的長短肥瘦和四時氣候的不同，而採取或多或少或高或下的刺法。」

黃帝又道：「邪氣已經和血氣混雜，病形已成，陰陽失去平衡，這時補法和瀉法怎樣運用呢？」岐伯說：「瀉實的方法是在邪氣盛時進鍼，使鍼與氣一起入內，從而開放邪氣外泄的門戶。拔鍼時，要使氣和鍼一同出來，精氣不受傷，邪氣就會消退。不閉塞鍼孔，讓邪氣出盡，這就要搖大鍼孔，從而通利邪氣外出的道路，這就叫大瀉。拔鍼時一定要急出其鍼，邪氣才會退。」黃帝又問：「補虛的方法又是怎樣的？」岐伯說：「拿著鍼先不要忙著鍼刺，必須先定神定志。等待病人呼氣時下鍼，呼氣出而鍼入。這樣，鍼孔四圍緊密，使精氣沒有地方外泄。待氣正實的時候迅速把鍼拔出，氣入而鍼出。這樣，鍼下的熱氣不能隨鍼而出。堵住其散失之路，而邪氣散去，人的精氣就能保存了。總而言之，在鍼刺時，不論入鍼還是出鍼都要不失時機，引動經氣，留鍼以候氣至之時。使已得之氣不致從鍼孔外泄散失，使未至之氣能夠引導而來，這就叫做補法。」

賞析與點評

此段講的是鍼刺補瀉的基本手法。瀉法具體是：吸氣時進鍼，搖大鍼孔，鍼中病邪，呼氣時出鍼；補法具體是：呼氣時進鍼，鍼孔四塞，得氣後再等呼氣時起鍼，捫閉鍼孔。後世有在此基礎上創造了疾徐補瀉、拈轉補瀉、提插補瀉等各種手法。但無論何種手法，都必須依靠經絡的氣化運動，才能有效地達到補瀉的目的。

帝曰：「夫子言虛實者有十[1]，生於五藏，五藏五脈耳。夫十二經脈皆生其病，今夫子獨言五藏。夫十二經脈者，皆絡三百六十五節，節有病必被[2]經脈，經脈之病皆有虛實，何以合之？」岐伯曰：「五藏者，故得六府與為表裏。經絡支節，各生虛實。其病所居，隨而調之。病在脈，調之血；病在血，調之絡；病在氣，調之衞；病在肉，調之分肉；病在筋，調之筋；病在骨，調之骨。燔鍼劫刺其下及與急者[3]。病在骨，焠鍼藥熨；病不知所痛，兩蹻為上[4]；身形有痛，九候莫病，則繆刺之；痛在於左而右脈病者，巨刺之。必謹察其九候，鍼道備矣。」

註釋

1 虛實者有十：神、氣、血、肉、志各有虛實，計有十種情況。2 被：波及之意。3 燔鍼劫刺：鍼刺入後，用微火燒其鍼。4 兩蹻：即陰陽蹻脈。

譯文

黃帝道：「你說虛實有十種，都產生於五臟，具體說是與五臟相聯繫的五脈。可是人身有十二經脈，能夠產生各種病變，現在夫子您只是談了五臟。那十二經脈，聯絡人體的三百六十五個氣穴，每個氣穴有病，必波及經脈，經脈的病又都有虛實，它們與五臟的虛實關係如何呢？」岐伯說：「五臟本來和六腑有表裏的關係，其經絡和支節，各有虛實的病證。根據病變的所在，隨時調治。病在脈，可以調治其血；病在血，可以調治其絡；病在氣，可以調治其衞氣；病在肌肉，可以調治其分肉；病在筋，可以調治其筋。病在骨，可以調治其骨。用火鍼劫刺病處和拘急的地方。如病在骨，可用火鍼深刺，並用藥溫熨病處；如病人不知疼痛，最好鍼刺陽蹻陰蹻二脈；如人身的形體有疼痛，而九候的脈象沒有變化，就用繆刺法治療；如疼痛在左側，而右脈出現病象，用巨刺法治療。必須謹慎審察病人九候的脈象，然後進行鍼治，這樣，鍼刺的道理就算完備了。」

標本病傳論第六十五

本篇導讀——

「本」是指草木的根；「標」指草木的枝葉末梢。《黃帝內經》用標本來代表相對應的事物，以病發先後主次論標本，「本」是指先發的主要的病症，「標」則是後續出現的較為次要的病症。辨明疾病標本是正確施治的前提，不知標本，治療就會陷於盲目。本篇先論疾病標本與治法逆從，後論疾病傳變與預後，故以此名篇。

本章先討論疾病的標本與治法的逆從及應用；之後討論疾病的傳變，並根據傳變進行預後的推測。

黃帝問曰：「病有標本，刺有逆從[1]，奈何？」岐伯對曰：「凡刺之方，必別陰陽，前後相應，逆從得施[2]，標本相移[3]。故曰：有其在標而求之於標，有其在本而求之於本，有其在本而求之於標，有其在標而求之於本。故治有取標而得者，有取本而得者，有逆取而得者，有從取而得者。故知逆與從，正行無問[4]，知標本者，萬舉萬當；不知標本，是謂妄行。」

註釋

1「病有」兩句：疾病有標病、本病，治法有逆治、從治。2 逆從得施：施行逆治，從治。3 標本相移：標病與本病的治療，不是固定不變的，可根據具體情況相互轉移。4 正行無問：問，作間。標本得施，無間可議。

譯文

黃帝問道：「病有標病、本病，刺法有逆治、從治，是怎麼回事？」岐伯回答說：「大凡鍼刺的原則，必要先辨別疾病的陰陽屬性，把病情的前和後變化聯繫起來研究，然後確定是用逆治還是從治，治標還是治本。所以說：有的病在標而治標，有的病在本而治本，又有的病在本而治標，有的病在標而治本。所以在治療上，有治標而取效的，有治本而取效的，有反治而取效的，有正治而取效的。所以懂得了治療的逆從法則，就可以放手治療而無間可議；懂得了治標治本的法則，就能屢試不爽，萬無一失；如果不懂得標本，這叫胡亂施治。」

賞析與點評

文中雖言鍼刺，實乃泛指各種治療方法的基本原則。分辨和把握矛盾的主次先後、輕重緩急是中醫治療疾病的一個重要思想。大凡治病，有病之本為主為急而從本而治者，也有病之標為主為急從標而治者，這均屬從治法。還有見標反而治本，見本反而治標的逆治法。更有標本先後、標本緩急的兼治。因此只有把握了標本的關係和變化，才能有效地治療疾病。

「夫陰陽、逆從、標本之為道也，小而大，言一而知百病之害；少而多，淺而博，可以言一而知百也。以淺而知深，察近而知遠，言標與本，易而勿及。」

譯文

陰與陽、逆與從、標與本，作為一種原則，可以使人由小到大地認識疾病，從某一點，就能知道各種疾病的害處；還能由少到多，由淺到博，從一種疾病而推知各種疾病。從淺就能知深，察近就能知遠，談論標與本的道理，這兩個字容易理解，但真正掌握與熟練運用卻不容易做到。

「治反為逆，治得為從[1]。先病而後逆者治其本，先逆而後病者治其本[2]，先寒而後生病者治其本，先病而後生寒者治其本，先熱而後生病者治其本，先熱而後生中滿者治其標，先病而後泄者治其本，先泄而後生他病者治其本。必且調之，乃治其他病。先病而後生中滿者治其標，先中滿而後煩心者治其本。人有客氣[3]，有同氣[4]。小大不利治其標，小大利治其本。病發而有餘[5]，本而標之，先治其本，後治其標。病發而不足，標而本之，先治其標，後治其本。謹察間甚[6]，以意調之，間者並行[7]，甚者獨行[8]。先小大不利而後生病者治其本。」

註釋

1 治反為逆，治得為從：逆其病情而治為逆治，順其病情而治為從治。2 逆：指氣血不和。3 客氣：即新感受的邪氣。4 同氣：同，當作固，固氣，即原在體內的邪氣。5 有餘：指邪氣有餘。6 間：病輕淺。甚：病深重。7 並行：標本兼治。8 獨行：單獨用治標或治本的一種方法。

譯文

「背逆病情而治的為逆治，順從病情而治的為從治。先患某病，然後發生氣血逆亂的，治療它的本病；若先氣血不和，然後才患病的，應先調治氣血逆亂；先感受寒邪而後發生其他病變的，應當先治外感；先患病而後生寒變的，當先治其先患之本病；先患熱病而後發生其他病變的，當治其熱病；先患熱病而後生胸腹脹滿的，則應治脹滿標病；先患病而後發生泄瀉的，應治其先病之本病；先患泄瀉而後又生其他病的，則應先治泄瀉本病，一定得先把泄瀉治好，才可治療其他病證。先患病而後發生中滿的，應當先治中滿這個標病；先患胸腹脹滿證，後又增加了心煩不舒的，應當治中滿這一本病。人體有新感邪氣，也有舊有病症。大小便不利的，應當先治其標病；大小便通利的應當先治其本病。如發病表現為有餘的實證，應當用本而標之的治法，即先治其本，後治其標；如發病表現為不足的虛證，應當用標而本之的治法，即先治其標，後治其本。要謹慎地觀察病情的輕重，根據具體病情而治療，病輕的可以標本兼治，病重的就要根據病情，或治本或治標。先大小便不通利，而後併發其他疾病的，應當先治其本病。」

賞析與點評

本段判別標、本的標準是以時間的先後次序，即疾病發生的過程中先起作用或先出現的為本，後起作用或後出現者為標。無論以何種標準判別標本，原則上應以治本為先，治標在後。但對於後生之中滿和出現的二便不通以及病發而不足者，又須先行治之，即治標為急，治標在先。另外，一般來講，病輕者，可標本同治；而病重者，則當單治標或單治本，治當精專。

至真要大論第七十四

本篇導讀——

「至」表示極；「真」表示精微；「要」表示切要、大要。「至真要」言其極為精微重要。本篇著重論述五運六氣的規律及臨床應用，指出六氣所致疾病的證候、病機、診斷及治療原則、用藥規律、制方方法等，這些內容對學習中醫極為精要，故以此名篇。本篇論述了六氣司天之化，以及司天在泉間氣與所產生的五味、五色等的關係，強調治病「必明六氣分治，五味五色所生，五藏所宜」。並提出「六氣勝復司天在泉為病」的辨證關係和治療原則，討論了客氣外感和六氣為病所應脈象、預後順逆等問題。尤其是根據五運六氣的勝復所致病證性質，歸納總結了著名的病機十九條，來說明疾病類型和五臟六氣的關係，作為分析證候，審察病機的範例，成為後世指導辨證的重要原則。另外，還論述了五味在治療中的作用，並在調解陰陽以平為期的總精神指導下，鍼對不同病理變化，制定出寒熱補瀉、內外逆從等治療原則，對處方學的君臣佐使、七方製劑也作了說明。本書主要節選了該篇中病機、治則、制方等相關內容進行討論。

黃帝問曰：「五氣交合[1]，盈虛更作[2]，余知之矣。六氣分治[3]，司天地者，其至何如？」岐伯再拜對曰：「明乎哉問也！天地之大紀[4]，人神之通應也[5]。」帝曰：「願聞上合昭昭，下合冥冥[6]，奈何？」岐伯曰：「此道之所主，工之所疑也。」

註釋

1 五氣：在五運的基礎上產生的風、火、濕、燥、寒五種氣候的變化。2 盈虛更作：五運的太過、不及，相互交替。3 六氣分治：指風、寒、濕、熱、燥、火六氣分時主治。4 天地之大紀：天地變化的基本規律。5 人神之通應：人體與天地變化是相適應的。神，指自然現象。6 昭：明亮之義。上合昭昭，意合天氣之明光。冥：幽遠之義。下合冥冥，意合地氣之幽暗深遠。

譯文

黃帝問道：「五運之氣交相配合，太過不及互相更替，這些道理我已經知道了。那麼六氣分時主治，其司天、在泉之氣到來時所起的變化又怎樣？」岐伯拜了兩拜說：「問得多麼清楚啊！這是天地變化的基本規律，也是人體與天地變化相適應的規律。」黃帝問道：「我想聽聽它怎樣能上合於昭明的天道，下合於玄遠的地氣？」岐伯說：「這是醫學理論中的主要部分，也是一般醫生所不太理解的。」

帝曰：「氣有多少[1]，病有盛衰，治有緩急，方有大小，願聞其約奈何？」岐伯曰：「氣有高下，病有遠近，證有中外，治有輕重，適其至所為故也[2]。《大要》曰：君一臣二，奇之制也[3]；君二臣四，偶之制也；君二臣三，奇之制也；君二臣六，偶之制也。故曰：近者奇之，遠者偶之；汗者不以奇，下者不以偶；補上治上制以緩，補下治下制以急；急則氣味厚，緩則氣味薄。適其至所，此之謂也。病所遠，而中道氣味之者，食而過之，無越其制度也。是故平氣之道，近而奇偶，制小其服也；遠而奇偶，制大其服也。大則數少，小則數多。多則九之，少則二之。奇之不去則偶之，是謂重方[4]。偶之不去，則反佐以取之[5]，所謂寒熱溫涼，反從其病也。」

註釋

1 氣：指陰陽之氣。2 適其至所：指藥力達到病所。3 奇：指奇方，即單方。下文「偶」，指偶方，即複方。4 重方：即複方。5 反佐：即從治。

譯文

黃帝問：「陰陽之氣有多有少，疾病有盛有衰，治法有緩有急，處方有大有小，希望聽聽其要領是甚麼？」岐伯說：「邪氣有高下之別，疾病有遠近之分，症狀有表裏之异，治法有輕有重，總以藥力達到病所為準則。《大要》說：君藥一味，臣藥二味，是奇方之制；君藥二味，臣藥四味，是偶方之制；君藥二味，臣藥三味，是奇方；君藥二味，臣藥六味，是偶方之制。所以說：病位淺處用奇方，病位深用偶方；發汗不用奇方，攻下不用偶方；補上部、治上部的方制宜緩；補下部、治下部的方制宜急；氣味迅急的藥物其味多厚，性緩的藥物其味多薄。方制用藥要恰到病處，說的就是這種情況。如果病位深遠，而在中途藥力就已不足，就當考慮飯前或飯後服藥，以使藥力達到病所，不要違反這個規定。所以平調病氣的方法是，病位淺近居上焦，不論用奇方或偶方，其制方服量要小；病位深遠居下焦，不論用奇方或偶方，其制方服量要大。方制大的，是藥的味數少而量重；方制小的，是藥的味數多而量輕。味數最多可至九味，味數最少僅用二味。用奇方而病不去，就用偶方，這叫做重方。用偶方而病仍不去，就用反佐之藥來治療，即用寒、熱、溫、涼的藥順從病情來治療。」

帝曰：「善。夫百病之生也，皆生於風寒暑濕燥火，以之化之變也[1]。經言盛者寫之，虛則補之。余錫以方士[2]，而方士用之，尚未能十全，余欲令要道必行[3]，桴鼓相應[4]，猶拔刺雪污[5]，工巧神聖[6]，可得聞乎？」岐伯曰：「審察病機[7]，無失氣宜[8]，此之謂也。」

註釋

1 以之化之變：氣之正者為化，邪者為變。氣之邪正，皆由於風、寒、暑、濕、燥、火。2 方士：此處指醫生。3 要道：指醫學中重要的理論與技術。4 桴：鼓槌。5 雪污：洗除污穢。6 工巧神聖：指掌握高超的醫療技術醫生。7 機：發動指所由，變化之所生。病機，即疾病發生發展變化的機理。8 氣宜：六氣主時之所宜。

譯文

黃帝說：「講得好！大凡各種疾病，都由風、寒、暑、濕、燥、火六氣的化與變而產生。醫經中說，實證用瀉法，虛證用補法。我把這些方法，教給醫生，而醫生使用後還不能達到十全的效果，我想使這些重要的理論得到普遍的運用，達到像桴鼓相應的效果，好像拔除芒刺、洗雪污濁一樣，使醫生能夠達到工、巧、神、聖的程度，可以講給我聽嗎」？岐伯說：「仔細觀察疾病的機理，不違背六氣平和的原則，說的就是這種情況。」

賞析與點評

大多數疾病均是風寒暑燥火六氣的變化而導致，並由於六氣的演變而產生各種各樣的病理變化，因此，僅僅掌握虛實補瀉的治療原則遠遠不夠，還必須仔細審察和分析病變發生發展的規律，只有遵循六氣變化的基本規律，才是治療疾病的關鍵。

帝曰：「願聞病機何如？」岐伯曰：「諸風掉眩[1]，皆屬於肝。諸寒收引[2]，皆屬於腎。諸氣膹鬱[3]，皆屬於肺。諸濕腫滿[4]，皆屬於脾。諸熱瞀瘛[5]，皆屬於火。諸痛癢瘡[6]，皆屬於心。諸厥固泄[7]，皆屬於下[8]。諸痿喘嘔[9]，皆屬於上[10]。諸禁鼓慄[11]，如喪神守[12]，皆屬於火。諸痙項強[13]，皆屬於濕。諸逆衝上，皆屬於火。諸脹腹大，皆屬於熱。諸躁狂越[14]，皆屬於火。諸暴強直，皆屬於風。諸病有聲，鼓之如鼓，皆屬於熱。諸病胕腫，疼酸驚駭，皆屬於火。諸轉反戾[15]，水液渾濁[16]，皆屬於熱。諸病水液，澄澈清冷，皆屬於寒。諸嘔吐酸，暴注下迫[17]，皆屬於熱。故《大要》曰：謹守病機，各司其屬，有者求之，無者求之，盛者責之，虛者責之，必先五勝[18]，疏其血氣，令其調達，而致和平。此之謂也。」

註釋

1 **掉眩**：掉，搖也，指肢體動搖；眩，指視物動幻不定。即指肢體動搖不定，頭目昏花等症狀。2 **收引**：指經脈拘急攣縮，關節屈伸不利。3 **膹鬱**：煩滿鬱悶。即胸部痞悶阻塞，呼吸急迫。4 **腫滿**：浮腫脹滿。5 **瞀**（mào）**瘈**（chì）：視物昏花，手足筋脈拘急抽搐。6 **瘡**：此為癰、疽、瘍、癤的通稱。7 **厥**：一指突然昏暈，不知人事；一指肢體和手足厥冷。**固泄**：固，指二便不通；泄，指二便瀉利不禁。8 **下**：指下焦肝腎。9 **痿**：指肺痿和痿躄。無論肺痿還是痿躄皆由肺熱葉焦津液不布所致。**喘**：咳喘氣逆。10 **上**：指上焦。11 **禁**：同「噤」，牙關緊，口不開。**鼓慄**：寒戰發抖，上下牙齒叩擊。12 **如喪神守**：心神煩亂不安。13 **痙**：身體強直，筋脈拘急。14 **躁**：躁動不安。**狂**：神志狂亂。**越**：舉動失常。15 **諸轉反戾**：指筋脈拘急的三種不同現象。16 **水液**：指人體排出的液體，如尿、汗、痰、涕、涎等。17 **暴注**：突然急泄。**下迫**：裏急後重。18 **五勝**：五運五行之氣，五氣中何氣所勝，五臟中何臟受病。

譯文

黃帝說：「希望聽聽病機是甚麼？」岐伯說：「凡是風病而發生的顫動眩暈，都屬於肝。凡是寒病而發生的筋脈拘急，都屬於腎。凡是氣病而發生的煩滿鬱悶，都屬於肺。凡是濕病而發生的浮腫脹滿，都屬於脾。凡是熱病而發生的視物昏花，肢體抽搐，都屬於火。凡是疼痛、搔癢、瘡瘍，都屬於心。凡是厥逆、二便不通或失禁，都屬於下焦。凡是痿證喘息氣逆嘔吐，都屬於上焦。凡是口噤不開、寒戰、口齒叩擊，心神煩亂不安，都屬於火。凡是痙病頸項強急，都屬於濕。凡是氣逆上沖，都屬於火。凡是脹滿腹大，都屬於熱。凡是躁動不安，發狂而舉動失常的，都屬於火。凡是突然發生強直的症狀，都是屬於風邪。凡是腸鳴腹脹有聲，在觸診時有如鼓音的，都屬於熱。凡是浮腫，疼痛、酸楚，驚駭不安，都屬於火。凡是轉筋攣急，排出的尿液渾濁，都屬於熱。凡是排出的尿液稀薄清涼、寒冷，都屬於寒。凡是嘔吐酸水，或者突然急泄而有窘迫感的，都屬於熱。所以《大要》說：要謹慎地遵循病機，了解各種症狀的所屬，有邪氣要加以推求，沒有邪氣也要根據病機加以推求，如果是實證要看為甚麼實，如果是虛證要看為甚麼虛。一定得先分析五運五氣中何氣所勝，五臟中何臟受病，然後疏通其血氣，使其調和暢達，而回歸平和，這就是有關病機的道理。」

賞析與點評

這一段就是後世稱之為「病機十九條」的原文，向來為醫家所重視。它們的句式結構完全一樣，均為「諸……，皆屬於……」諸、皆闡述了探求病機的常法。十九條病機中包括五臟病機各一條共五條，上、下病證機理各一條，六氣病證機理十二條，其中屬火者五條，屬於熱者四條，風、寒、濕各一條。十九條的基本精神可概括為兩點：一是為「審證求機」提供執簡駁繁的法則和方法。根據相關病症與臟腑和病邪的內在關係，把相關證候分別歸類於臟腑病位和六淫病因之中，為臨牀辨證提供了一個原則，對於臨床辨證具有非常方便的使用價值。二是體現了「證機异同」和「病治異同」的思想。但是，十九條本身也只是探討病機的示例而已，由於歷史的局限性，十九條的作者不可能在那個時代把複雜的病機分析得系統而全面。其次，本段還討論了探求病機的步驟。一般來講可分三步：第一步，探求病因。「有者求之，無者求之」。病因有外感、內傷之分。有外邪的，要辨明外感何邪；無外邪的，要辨明內傷何因。第二步，辨明虛實。「盛者責之」，就是對於實證要辨明何種邪氣盛以及邪實的病機；「虛者責之」，則是說對虛證要辨明究竟是何臟之氣而虛以及虛的機理。第三步，整體定位。「必先五勝」就是要根據五行更勝規律，分析自然環境與機體的整體聯繫，從人與自然以及人體臟腑的統一之中進行全面地分析和判斷。這也正是前文「審察病機，無失氣宜」的意思。

帝曰：「善。五味陰陽之用何如？」岐伯曰：「辛甘發散為陽，酸苦涌泄為陰[1]，鹹味涌泄為陰，淡味滲泄為陽[2]。六者，或收或散，或緩或急，或燥或潤，或耎或堅，以所利而行之，調其氣使其平也。」帝曰：「非調氣而得者，治之奈何？有毒無毒，何先何後？願聞其道。」岐伯曰：「有毒無毒，所治為主，適大小為制也[3]。」帝曰：「請言其制。」岐伯曰：「君一臣二，制之小也；君一臣三佐五，制之中也；君一臣三佐九，制之大也。寒者熱之，熱者寒之，微者逆之，甚者從之，堅者削之，客者除之，勞者溫之，結者散之，留者攻之，燥者濡之，急者緩之，散者收之，損者溫之，逸者行之，驚者平之，上之下之，摩之浴之，薄之劫之，開之發之，適事為故[4]。」帝曰：「何謂逆從？」岐伯曰：「逆者正治，從者反治[5]，從少從多，觀其事也。」帝曰：「反治何謂？」岐伯曰：「熱因熱用，寒因寒用，塞因塞用[6]，通因通用[7]。必伏其所主，而先其所因。其始則同，其終則異。可使破積，可使潰堅，可使氣和，可使必已。」帝曰：「善。氣調而得者何如？」岐伯曰：「逆之，從之，逆而從之，從而逆之，疎氣令調，則其道也。」

註釋

1 涌：吐。泄：瀉。2 滲泄：利小便及通竅。3 適大小為制：根據病情輕重，確定劑量的大小。4 適事為故：選用治法應以適應病情為準則。5 逆者正治，從者反治：逆其病情而治為正治法。順從病情而治為反治法。6 塞因塞用：反治法之一，指用補益收斂的藥物治療有壅塞假像的疾病。7 通因通用：反治法之一，指用通利藥物治療有通利假像的疾病。

譯文

黃帝說：「說得好！藥物五味陰陽的作用是怎樣的？」岐伯說：「辛、甘味的藥物，其性發散，屬於陽；酸、苦味的藥物其性涌泄，屬於陰；鹹味的藥物其性也是湧泄作用，屬於陰；淡味的藥物其性是滲泄，屬於陽。這六種性味的藥物有的收斂，有的發散，有的緩和，有的迅急，有的乾燥，有的濡潤，有的柔軟，有的堅實，要根據它們的不同作用來使用，從而調和其氣，歸於平和。」黃帝說：「病有不是調氣所能治好的，應該怎樣治療？有毒的藥和無毒的藥，哪種先用，哪種後用，希望聽聽這裏的規則。」岐伯說：「用有毒或用無毒的藥，以能治病為準則，應根據病情來制定劑量的大小。」黃帝說：「請你講講方制。」岐伯說：「君藥一味，臣藥二味，這是小劑的組成；君藥一味，臣藥三味，佐藥五味，這是中劑的組成；君藥一味，臣藥三味，佐藥九味，這是大劑的組成。寒證，要用熱藥；熱證，要用寒藥。輕證，逆著病情來治療；重證，順著病情來治療；病邪堅實的，就削弱它；病邪停留在體內的，就驅除它；病屬勞倦所致的，就溫養它；病屬氣血鬱結的，就加以疏散；病邪滯留的，就加以攻逐；病屬枯燥的，就加以滋潤；病屬急劇的，就加以緩解；病屬氣血耗散的，就加以收斂；病屬虛損的，就加以補益；病屬安逸停滯的，就要使其暢通；病屬驚怯的，要使其平靜；或升或降，或用按摩，或用洗浴，或迫邪外出，或截斷邪發，或用開泄，或用發散，治法都以適合病情為原則。」黃帝問：「甚麼叫做逆從？」岐伯說：「逆就是正治法，從就是反治法，至於所用反治藥的多少，要根據病情來確定。」黃帝說：「反治是甚麼意思呢？」岐伯說：「就是熱因熱用，寒因寒用，塞因塞用，通因通用。要制伏其病之根本，必先找出致病因病機。反治之法，開始時藥性與病情之寒熱假像似乎相同，但是用藥後的結果卻與病性本質不相同，是鍼對真實病機而治的。只有這樣才可以破除積滯，消散堅塊，調和氣血，使疾病得到痊癒。」黃帝說：「說得好！有六氣調和而得病的，應怎樣治？」岐伯說：「或用逆治，或用從治，或主藥逆治而佐藥從治，或主藥從治而佐藥逆治，疏通氣機，使之調和，這是治療的正法。」

賞析與點評

本段首先提出正治與反治的治療原則。正治，即逆疾病表像而治，所選藥物的屬性與疾病的性質相反，又名逆治。適合於病勢輕淺，病情單純，疾病表像與病機一致的疾病。反治，順從疾病假像而治，所選藥物屬性與疾病表像的屬性一致，又名從治。適合於病勢急，病情深重、複雜，疾病表像與病機本質不完全一致的較危重病症，所謂「甚者從之」。如：寒因寒用，熱因熱用，塞因塞用，通因通用等。反治是鍼對病症假像而治，從本質上來看，藥性與疾病的性質仍然是相反的，與正治相同。其次，本段根據病情嚴重程度和複雜性的不同，將方劑分為大、中、小三類。本篇另處還有：奇方、偶方、緩方、急方、重方的提法。

帝曰：「善。病之中外何如？」岐伯曰：「從內之外者調其內；從外之內者治其外；從內之外而盛於外者，先調其內而後治其外；從外之內而盛於內者，先治其外而後調其內；中外不相及則治主病。」

譯文

黃帝說：「說得好。病有內外相互影響的，怎樣治療？」岐伯說：「病從內生而後發展於外的，應先調治其內；病從外生而後發展於內的，應先調治其外；病從內生，影響到外部而偏重於外部的，先調治它的內部，而後治其外部；病從外生，影響到內部而偏重於內部的，先調治它的外部，然後調治它的內部；既不從內，又不從外，內外沒有聯繫的，就治療它的主要病證。」

帝曰：「論言治寒以熱，治熱以寒，而方士不能廢繩墨而更其道也[1]。有病熱者寒之而熱，有病寒者熱之而寒，二者皆在[2]，新病復起，奈何治？」岐伯曰：

「諸寒之而熱者取之陰，熱之而寒者取之陽，所謂求其屬也。」帝曰：「善。服寒而反熱，服熱而反寒，其故何也？」岐伯曰：「治其王氣[3]，是以反也。」帝曰：「不治王而然者何也？」岐伯曰：「悉乎哉問也！不治五味屬也。夫五味入胃，各歸所喜，故酸先入肝，苦先入心，甘先入脾，辛先入肺，鹹先入腎。久而增氣，物化之常也；氣增而久，夭之由也。」

註釋

1 繩墨：規矩。2 二者：指寒與熱。3 王氣：即旺氣，亢盛之氣。

譯文

黃帝說：「前人的經論中曾說，治寒病用熱藥，治熱病用寒藥，醫生不能廢除這個準則而靈活變通。如有些熱病服寒藥而更熱，有些寒病服熱藥而更寒，原來的寒熱二證還在，又發生新病，應該怎樣治呢？」岐伯說：「各種用寒藥而反熱的病證，應該滋陰；用熱藥而反寒的，應該補陽，這就是求其屬類的治法。」黃帝說：「說得好。服寒藥而反熱，服熱藥而反寒，道理是甚麼？」岐伯說：「只治其偏亢之氣，所以有相反的結果。」黃帝說：「有的沒有治偏亢之氣也出現這種情況，是甚麼原因？」岐伯說：「問得真詳盡啊！這是不了解五味與五臟親和關係所造成的。五味入胃以後，各歸其所喜的臟器，所以酸味先入肝，苦味先入心，甘味先入脾，辛味先入肺，鹹味先入腎，積累日久，便能增加各臟之氣，這是五味入胃後所起氣化作用的一般規律。臟氣增長日久而形成偏亢過勝，這也是導致病夭的原因。」

賞析與點評

在臨牀實踐當中，既要中規中距，又要圓活變通。無論是中規還是變通，均應「謹守病機，各司其屬」，要辨識病象，探求其發生的原因、部位和性質等，才能有效地治療疾病。本處列舉虛寒和虛熱為例，指出不能僵守「寒者熱之，熱者寒之」的原則，對虛寒、虛熱證也採取「治寒以熱，治熱以寒」的治療方法。而應該「求其屬」並學會變通。對於因陽氣不足，無以配陰的虛寒證，或陰氣不足，無以制陽的虛熱證，如果僅對其相對偏盛的陰或陽，用熱性藥或寒性藥來治療，則愈傷其本已不足的陰或陽，從而導致陰更盛或陽更亢。對虛寒證要補陽抑陰，對虛熱證要滋陰制陽，也即後世王冰的「壯水之主，以制陽光」，「益火之源，以消陰翳」，這是後世治療寒證和熱證的方法，是治療虛寒和虛熱的圭臬。

帝曰：「善。方制君臣何謂也？」岐伯曰：「主病之謂君，佐君之謂臣，應臣之謂使，非上中下三品之謂也。」帝曰：「三品何謂？」岐伯曰：「所以明善惡

之殊貫也。」

譯文

黃帝說：「說得好！制方有君臣的分別，是甚麼道理呢？」岐伯說：「主治疾病的藥味就是君，輔佐君藥的就是臣，附應臣藥的就是使，不是上中下三品的意思。」黃帝道：「三品是甚麼意思？」岐伯說：「所謂三品，是用來說明藥性有毒無毒的。」

帝曰：「善。病之中外何如？」岐伯曰：「調氣之方[1]，必別陰陽，定其中外，各守其鄉[2]，內者內治，外者外治，微者調之，其次平之，盛者奪之。汗者下之，寒熱溫涼，衰之以屬，隨其攸利。謹道如法，萬舉萬全，氣血正平，長有天命。」

帝曰：「善。」

註釋

1 調氣之方：調治病氣的方法。2 鄉：處所，病之所在。

譯文

黃帝說：「說得好！疾病的內外表裏不同，怎樣治療？」岐伯說：「調治病氣的法則，必須分別陰陽，確定在內在外，各依其病之所在，在內的治其內，在外的治其外，病輕的調理，較重的平治，病勢盛的就攻邪。出汗多的就使之平復，要分辨病邪的寒、熱、溫、涼，根據病氣的屬性，使之消退，要隨其所宜。謹慎地遵守如上的法則，就會萬無一失，使氣血平和，確保健康長壽。」黃帝說：「好。」

賞析與點評

臨證處方用藥首先要辨別陰陽，即辨別內外、表裏、陰經陽經、在臟在腑、在上在下等，根據在內在外的不同部位，而採取相應的治療措施。同時還應當分清病之輕重程度，尤其是邪氣的微、甚，而採取有差別的治法、組方、遣藥。本段將外襲的邪氣分為「微」「次」「盛」三種程度，並提出相應「調之」，「平之」和「奪之」方法，這就提示我們在處方遣藥中要根據病之程度，或寒或涼，或熱或溫；或緩和、或峻烈，或藥少量輕，或藥多量重……，達到「衰之以屬」的治療目的。

疏五過論第七十七

本篇導讀——

「疏」即陳述、列舉的意思；「五過」指診治疾病時的五種過失。篇中逐條闡述了五種過失的原委，示人以警戒，故以此名篇。

本篇首先提出了診治疾病時的五種過失，這五種過失除了專業知識方面的一些問題外，大多與社會地位、精神情緒、心理氣質、經濟生活等有關。其次分析了五種過失的原因是「皆受術不通，人事不明」，即理論不紮實技術不熟練，而且不明社會人際之人情事理，這實際上是強調社會性因素在發病和診斷治療中的重要性。在《素問・著至教論》也曾告誡醫生要「上知天文，下知地理，中知人事」。

黃帝曰：「嗚呼遠哉！閔閔乎若視深淵[1]，若迎浮雲。視深淵尚可測，迎浮雲莫知其際。聖人之術，為萬民式[2]，論裁志意[3]，必有法則，循經守數[4]，按循醫事，為萬民副[5]。故事有五過四德，汝知之乎？」雷公避席再拜曰：「臣年幼小，蒙愚以惑[6]，不聞五過與四德，比類形名，虛引其經，心無所對。」

註釋

1 閔閔：形容醫道深奧玄遠無窮。2 聖人之術，為萬民式：聖人的醫術，是眾人的典範。3 論裁：討論決定。4 循經守數：遵守常規和法則。5 為萬民副：副，助也。為眾人謀幫助福利。6 蒙愚以惑：愚笨而又不明事理。

譯文

黃帝道：「哎呀，真是太深遠了！深遠得好像探視深淵，又好像面對空中浮雲。深淵還可以測量，而浮雲就很難知道它的盡頭了。聖人的醫術，是眾人的典範，他討論決定醫學上的認識，必然有一定的法則。遵守常規和法則，依循醫學的原則治療疾病，才能給眾人以幫助，謀福利。所以在醫事上面有五過和四德的說法，你知道嗎？」雷公離開座位兩次拜謝說：「我年歲幼小，愚笨而又糊塗，不曾聽到五過和四德的說法，只能在疾病的表像和名稱上進行比類，空洞地引用經文，而心裏卻無法對答。」

帝曰：「凡診病者，必問嘗貴後賤，雖不中邪，病從內生，名曰脫營[1]。嘗富後貧，名曰失精。五氣留連[2]，病有所並。醫工診之，不在藏府，不變軀形，診之而疑，不知病名。身體日減，氣虛無精，病深無氣，灑灑然時驚[3]。病深者，以其外耗於衛，內奪於榮。良工所失，不知病情。此亦治之一過也[4]。」

註釋

1 脫營：與下文的「失精」，皆病證名。皆為情志鬱結所致。2 五氣：即五臟之氣，實指五臟所生之情志而言。3 灑灑（xiǎn）然：惡寒貌。4「此亦」句：這是診治上第一種過失。

譯文

黃帝道：「凡是在診病的時候，必須詢問病人是否以前高貴而後來卑賤，那麼雖然不中外邪，疾病也會從內而生，這種病叫脫營。如果是以前富裕而後來貧困而發病，這種病叫失精。這兩種病都是由於情志不舒，五臟氣血鬱結，漸漸積纍而成的。醫生診察時，疾病的部位不在臟腑，身軀也沒有變化，所以診斷上發生疑惑，不知道是甚麼病。但病人身體卻一天天消瘦，氣虛精耗，等到病勢加深，就會毫無氣力，時時怕冷，時時驚恐。這種病會日漸加深，就是因為情志抑鬱，在外耗損了衛氣，在內劫奪了營血的緣故。醫生的失誤，是不懂得病情，隨便處理。這是診治上第一種過失。」

「凡欲診病者，必問飲食居處。暴樂暴苦，始樂後苦，皆傷精氣，精氣竭絕，形體毀沮[1]。暴怒傷陰，暴喜傷陽，厥氣上行，滿脈去形[2]。愚醫治之，不知補寫，不知病情，精華日脫，邪氣乃並[3]。此治之二過也。」

註釋 1 毀沮：毀壞。2 滿脈：脈氣壅滿。去形：形體羸瘦。3 邪氣乃並：邪氣愈加盛實。

譯文 「凡是診察病人，一定得問飲食起居的情況。精神上有沒有突然的歡樂，突然的痛苦，原來生活安逸後來生活艱難，這些都能傷害精氣。精氣衰竭，形體毀壞。暴怒會損傷陰氣，暴喜會損傷陽氣。陰陽受傷，厥逆之氣就會上行而脈氣壅滿，形體羸瘦。愚笨的醫生診治時，不知道該補還是該瀉，也不了解病情，以致病人臟腑精華一天天損耗，而邪氣愈加盛實。這是診治上的第二種過失。」

「善為脈者，必以比類、奇恆、從容知之[1]。為工而不知道，此診之不足貴，此治之三過也。」

註釋 1 比類：取類相比。奇恆：了解异常。從容：細心觀察。

譯文

「善於診脈的醫生，必然能夠分類比較，區別异同，從容細緻地分析揆度疾病的脈象變化規律。作為醫生而不懂診脈，其診治就沒有甚麼值得稱許的了。這是診治上的第三種過失。」

「診有三常[1]，必問貴賤。封君敗傷，及欲侯王。故貴脫勢[2]，雖不中邪，精神內傷，身必敗亡。始富後貧，雖不傷邪，皮焦筋屈，痿躄為攣[3]。醫不能嚴，不能動神，外為柔弱，亂至失常[4]，病不能移[5]，則醫事不行。此治之四過也。」

註釋

1 三常：這裏指常貴賤、常貧富、常苦樂三種情況。2 脫勢：失勢。3 躄（bì）：足痿弱不能行走。4 亂至失常：診治上失去常法。5 病不能移：病患不能除去。

譯文

「診病時，對於病人的貴賤、貧富、苦樂三種情況，必須先問清楚。比如原來的封君公侯，喪失原來的封土，以及想封侯稱王而未成功。過去高貴後來失勢，雖然不中外邪，而精神上先已受傷，身體一定會敗壞，甚至死亡。如先是富有的人，一旦貧窮，雖沒有外邪的傷害，也會發生皮毛枯焦，筋脈拘攣，成為痿躄的病。這種病人，醫生如不能認真嚴格要求，去轉變患者的精神狀態，而僅是順從病人之意，敷衍診治，以致在治療上丟掉法度，病患就不能去除，當然也就沒有甚麼療效了。這是診治上的第四種過失。」

「凡診者，必知終始，有知餘緒[1]。切脈問名[2]，當合男女[3]，離絕菀結[4]，憂恐喜怒。五藏空虛，血氣離守。工不能知，何術之語。嘗富大傷，斬筋絕脈，身體復行，令澤不息[5]，故傷敗結，留薄歸陽，膿積寒炅。粗工治之，亟刺陰陽，身體解散，四支轉筋，死日有期。醫不能明，不問所發[6]，唯言死日，亦為粗工。此治之五過也。凡此五者，皆受術不通，人事不明也。」

註釋

1 餘緒：末端。既察其本，又知其末。2 問名：問症狀。3 當合男女：診察疾病時要了解男女的差別。4 離絕：指生離死別。菀結：情志鬱結。5 令澤不息：使津液不能滋生。6 不問所發：不問發病的原因。

譯文

「凡是診治疾病，必須了解疾病的全部過程，同時還要察本而能知末。在切脈問證的時候，應注意到男女的差別，以及生離死別，情懷鬱結，憂愁恐懼喜怒等因素。這些都能使五臟空虛，血氣難以持守。如果醫生不知道這些，只談甚麼治療技術。比如有人曾經富有，一旦失去財勢，身心備受打擊，以致筋脈的營養失去營養而斷絕，雖然身體還能行動，但津液不能滋生，過去形體的舊傷疼被引發，血氣內結，迫於陽分，日久成膿，發生寒熱。粗率的醫生治療時，多次刺其陰陽經脈，使病人的身體日見消瘦，難於行動，四肢拘攣轉筋，死期已經不遠了。而醫生不能明辨，不問發病原因，只能說出哪一天會死，這也是粗率的醫生。這是診治上的第五種過失。以上所說的五種過失，都是由於所學醫術不精深，又不懂得貴賤、貧富、苦樂人事的緣故啊！」

賞析與點評

在診治疾病過程中雖有「五過」，但最根本原因「皆受術不通，人事不明」，即理論不紮實技術不熟練，而且不明人情事理，這裏的「人事」就是社會人際之事，包括社會的政治、經濟、文化、教育、宗教、道德、風俗、信仰以及人的性別、年齡、體質、性格、心理等。這實際上是強調社會性因素在發病和診斷治療中的重要性，而且在《素問·著至教論》也曾告誡我們醫生要「上知天文，下知地理，中知人事」。人的生命和健康不僅與天地自然環境密切相關，而且與其所處的社會環境也是緊密相關，本篇尤其強調了社會的急劇動盪和變革給人的健康，尤其是精神心理上帶來的損傷，這種損傷既和人的形體臟腑有關，又和人的心理氣質有關，這實際上是現代醫學的自然——社會——心理醫學模式的雛形。

「故曰：聖人之治病也，必知天地陰陽，四時經紀，五藏六府，雌雄表裏[1]，刺灸砭石，毒藥所主。從容人事，以明經道，貴賤貧富，各異品理[2]，問年少長，勇怯之理，審於分部，知病本始，八正九候，診必副矣。」

註釋

1 雌雄表裏：此指經脈而言。如六陰為雌，六陽為雄，陽脈行表，陰脈行裏。2 貴賤貧富，各異品理：指由於貴賤貧富的不同，其體質亦異。

譯文

「所以說，高明的醫生治病，必須知道天地陰陽，四時經絡，五臟六腑的相互關係，經脈的陰陽表裏，刺灸、砭石、毒藥所治療的主要病證。認真地聯繫人事的變遷，掌握診治的常規。貴賤貧富及各自所形成的不同體質，詢問年齡的少長，分析個性的勇怯，再審查疾病的所屬部分，就可以知道疾病的根本原因；然後參考八正的時節，九候的脈象，那麼診治就一定精確了。」

賞析與點評

本段在前述「五過」的基礎上進一步提出診斷疾病的幾個要點：

一、「天地陰陽，四時經紀」：天地四時陰陽的消長變化，地理環境的高下得失，都會影響人的健康和疾病，作為醫生一定要上知天文，下知地理。

二、「五藏六府，雌雄表裏，刺灸砭石，毒藥所主」：作為醫生還必須掌握陰陽五行、臟象經絡等生理病理基礎，以及鍼灸、中藥等治病的技術和方法。

三、「從容人事，以明經道。貴賤貧富，各異品理，問年少長，勇怯之理」：另外，醫生還應當了解社會人情事理，即社會地位經濟狀況的變化、個體性格心理的差异、年齡老少、喜怒哀樂、體質強弱等，這也是診斷的常規。

四、「審於分部，知病本始，八正九候，診必副矣」：最後還要掌握各種診斷技術，使診斷與病症相一致。無論是把握面部色澤分部變化的望診、三部九候脈象變化的脈法，還是全面了解病證始末的問診，作為醫生都必須了然於心，才能作出準確的診斷。

「治病之道，氣內為寶[1]，循求其理。求之不得，過在表裏。守數據治，無失俞理。能行此術，終身不殆。不知俞理，五藏菀熟[2]，癰發六府。診病不審，是謂

失常。謹守此治，與經相明。上經下經，揆度陰陽，奇恆五中[3]，決以明堂[4]，審於終始[5]，可以橫行[6]。」

註釋

1 氣內為寶：指觀察病人元氣的強弱是治病的關鍵。2 菀熱：鬱熱。3 五中：即五臟，因臟腑在體內故也稱五中。這裏指五臟的氣色。4 明堂：明堂為古時朝廷議政的大堂，一般位居皇宮中央。因鼻位居面部中央，故以明堂喻鼻。這裏泛指面部顏色。

5 終始：始為初病，終是現病。6 橫行：遍行，自由行走。

譯文

「治病的關鍵，在於深察病人元氣的強弱，來尋求邪正變化的機理。假如不能切中，過失就在於對表裏關係的認識了。治療時，應該守數據治，不要搞錯取穴的理法。能這樣進行治療，可以一生不發生醫療過錯。若不知取穴的理法，妄施刺灸，就會使五臟鬱熱，六腑發生癰瘍。診病不能審慎，就會失去常規。謹守常規來治療，自然就與經旨相合了。經氣的流通和變化，是研究揆度陰陽奇恆之道。五臟之病，表現於氣色，取決於顏色，能從望診上了解病的終始，可以無往而不勝。」

賞析與點評

治療疾病有兩個原則：

一、「氣內為寶，循求其理，求之不得，過在表裏」：治療必須以保護內在元氣為宗旨。或尋求疾病過程中正邪的盛衰變化機理而扶正袪邪，或審查外在邪氣的表裏部位出入變化而治之。

二、「守數據治，無失俞理」：遵守臟象氣血，陰陽五行，表裏經絡的醫學道理而治療，格守鍼灸、腧穴主治取穴用鍼施灸的規則。只有這樣才能避免誤診誤治，取得良好療效。

靈樞

九鍼十二原第一

本篇導讀——

本篇是靈樞經的開篇，學習本篇方可知鍼灸之大法，即「必明為之法」。全篇介紹古代九種鍼具的名稱、形狀、用途以及有關鍼刺的疾、徐、迎、隨、開、闔等手法和補瀉作用；並敘述了分佈在肘、膝、胸、臍等處的十二個原穴及臟腑疾病分別取用十二原穴的道理。故以此名篇。

本篇首先介紹了古代所用的九種鍼具的形狀及其用途。之後論述了鍼刺的疾、徐、迎、隨、開、闔等手法和補瀉的作用。最後介紹了十二原穴及其主治臟腑病變的原理，並指出疾病是可治的，「言不可治者，未得其術也」。

黃帝問於岐伯曰：「余子萬民[1]，養百姓[2]，而收其租稅。余哀其不給，而屬有疾病[3]。余欲勿使被毒藥[4]，無用砭石，欲以微鍼通其經脈，調其血氣，營其逆順出入之會。令可傳於後世，必明為之法。令終而不滅，久而不絕，易用難忘，為之經紀[5]。异其章，別其表裏，為之終始，令各有形，先立《鍼經》。願聞其情。」

註釋　1 子萬民：愛萬民。2 百姓：百官。3 屬（zhǔ）：連續。4 被：受。毒藥：治病藥物。古人以藥能治病，謂之毒藥。5 經紀：條理。

譯文　黃帝問岐伯說：「我愛萬民、養百官，而徵收他們的租稅。很憐憫他們不能終盡天年，還接連不斷地生病。我想叫他們不服藥，也不用砭石，只用細鍼，刺入肌膚，疏通經脈，調和氣血，使氣血運行，在經脈中逆來順往出入會合。要使這種療法流傳到後世，就必須明確地制定出鍼經大法。為使鍼法永遠不會磨滅，歷久相傳而不斷絕，容易運用，難以忘記，就必須制定出微鍼使用的準則。此外，更要辨章析句，辨別表裏，講明用鍼的終始之道，把九鍼的形狀寫清楚，首先編成一部《鍼經》。我想聽聽實際內容。」

岐伯答曰：「臣請推而次之，令有綱紀，始於一，終於九焉。請言其道。小鍼之要[1]，易陳而難入[2]。麤守形，上守神[3]。神乎神，客在門[4]。未睹其疾，惡知其原？刺之微，在速遲。麤守關，上守機[5]。機之動，不離其空[6]。空中之機，清靜而微。其來不可逢，其往不可追[7]。知機之道者，不可掛以髮[8]；不知機道，叩之不發。知其往來，要與之期。麤之闇乎，妙哉！工獨有之。往者為逆，來者為順[9]，明知逆順，正行無間。逆而奪之，惡得無虛？追而濟之，惡得無實？迎之隨之，以意和之，鍼道畢矣。」

註釋

1 小鍼：也叫微鍼，即今之毫鍼。2 易陳而難入：簡單的容易操作，精微的難以掌握。3 麤守形，上守神：技術低下的醫生拘泥於有形的刺法之術，而高明的醫生卻能根據氣血變化和精神而施鍼。4 神乎神，客在門：人身氣血精神的運行通道，也是客邪侵入人體的門戶。5 麤守關，上守機：粗率的醫生僅知道守著四肢關節附近的穴位施鍼，高明的醫生等待經氣的到來而施以補瀉手法。6 不離其空：空通孔，輸穴。經氣的往來離不開腧穴。7 其來不可逢，其往不可追：當邪氣正盛時，不可迎而補之；當邪氣衰，正氣未復時，不可用瀉法。8 不可掛以髮：用發射弓箭的技術比喻鍼刺技術精深之義。9 往者為逆，來者為順：往，指經氣去；來，指經氣至。去者為逆，來者為順。

譯文

岐伯答道：「我願意把所知道的按著次序來談，這樣才有規律，從一到九，終始不亂。先談談鍼刺治療的一般道理。小鍼的關鍵所在，說起來容易，要達到精微的境界卻很難。粗率的醫生拘於守形體，只知在病位上鍼刺，高明的醫生卻懂得根據病人的神氣變化鍼治疾病的醫理。很神啊！人身氣血精神的運行通道，出入都有一定的門戶，病邪也可從門戶侵入體內，醫生看不出是甚麼病，哪能了解病變的原因呢？鍼刺的巧妙，在於如何運用疾徐手法。粗率的醫生拘守四肢關節局部的穴位進行治療，高明的醫工卻能整體觀察經氣的運行情況。經氣的循行，離不開腧穴。邪氣隨著經氣而流動而變化，腧穴所體現的經氣虛實變化是清靜微妙的，必須仔細體驗。當邪氣盛時，不可迎而補之，當邪氣衰而正氣未至時，不可追而瀉之。懂得氣機變化的道理，就不會有毫髮的差失；不懂得氣機變化的道理，就像箭緊扣在弦上而難以射出一樣。所以鍼刺必須掌握氣的往來順逆盛衰之機，才能確有療效。粗率的醫生對此昏昧無知，這種奧妙，只有高明的醫工才能掌握。甚麼是逆順呢？正氣去叫做「逆」，正氣來復叫做「順」，明白逆順之理，就可以放膽直刺，無須四顧詢問了。如正氣已虛，反而用瀉法，怎麼不會更虛呢？邪氣正盛，反而用補法，怎麼不會更實呢？必須迎其邪而瀉，隨其去而補，對於補瀉手法，能用心體察，鍼刺之道，也就盡在其中了。」

「凡用鍼者，虛則實之，滿則泄之，宛陳則除之[1]，邪勝則虛之。《大要》曰：徐而疾則實[2]，疾而徐則虛[3]。言實與虛，若有若無[4]。察後與先[5]，若存若亡[6]。為虛與實，若得若失[7]。虛實之要，九鍼最妙。補寫之時，以鍼為之。寫曰：必持內之，放而出之[8]，排陽得鍼[9]，邪氣得泄。按而引鍼，是謂內溫[10]，血不得散，氣不得出也。補曰：隨之，隨之，意若妄之[11]，若行若按[12]，如蚊虻止，如留如還，去如絃絕。令左屬右[13]，其氣故止，外門以閉，中氣乃實。必無留血，急取誅之。持鍼之道，堅者為寶[14]，正指直刺，無鍼左右，神在秋毫，屬意病者，審視血脈，刺之無殆。方刺之時，必在懸陽[15]，及與兩衞[16]，神屬勿去，知病存亡。血脈者，在腧橫居，視之獨澄[17]，切之獨堅。

註釋

1 宛（yù）陳則除之：宛，通鬱。血氣淤滯日久，當排除之。2 徐而疾則實：進鍼慢，出鍼快，出鍼後急按鍼孔的刺法，屬補法。3 疾而徐則虛：進鍼快，出鍼慢，出鍼後不閉鍼孔的刺法，屬瀉法。4 言實與虛，若有若無：鍼下有氣為實，無氣為虛。有氣指鍼刺後在刺穴周圍產生的痠麻脹痛之感，甚至沿經脈傳導，在醫生手下有緊滯感。無氣則為鍼刺後沒有感覺，醫生下鍼如刺豆腐。氣本無形，故云若有若無。5 **察後與先**：審察疾病的標本緩急，先病為本，後病為標，再決定治療的次序。6 **若存若亡**：根據氣之虛實，而決定是否留鍼及留鍼的久暫。7 **為虛與實，若得若失**：形容鍼刺補瀉手法的作用。實證，瀉而取之，使患者若有所失；虛證，補而實之，使患者若有所得。8 **放而出之**：搖大鍼孔，使邪氣得出。9 **排陽得鍼**：有三說。一、陽指皮膚淺表部位，排開淺表部位，使邪氣隨鍼外泄。二、陽指表陽，排開表陽，以去邪氣。三、排陽，推揚，轉鍼。10 **內溫**：氣血內蘊。11 **意若妄之**：隨意而為，漫不經心。12 **行**：行鍼導氣。**按**：按壓孔穴以下鍼。13 **令左屬右**：右手出鍼，令左手急按鍼孔。14 **堅者為寶**：鍼刺時要緊固有力。15 **懸陽**：凡刺時必舉陽氣為主，故曰懸陽。16 **兩衛**：衛氣在陽，肌表之衛。脾氣在陰，臟腑之衛。二者皆神氣所居，不可傷犯。凡用鍼首宜顧此。17 **視之獨澄**：看得非常清楚。

譯文

「凡是鍼刺時，正氣虛用補法，邪氣滿實用瀉法，有淤血的用破除法，邪氣勝的用攻邪法。《大要》說：慢進鍼而快出鍼，急按鍼孔的為補法，快進鍼而慢出鍼，不按鍼孔的為瀉法。說到虛與實，鍼下有氣感為實，鍼下無氣感為虛，因為氣本無形，所以似有似無。根據疾病的標本緩急及氣的虛實來決定補瀉的次序，根據氣之虛實，來決定是否留鍼及留鍼的久暫。總的説來，如掌握得法，就能達到補虛瀉實的目的，使患者感到補之若有所得，瀉之若有所失。補虛瀉實的要點，在於巧妙地使用九鍼。或補或瀉，用鍼刺手法來解決。瀉法的要領是：持鍼納入，得氣後，搖大鍼孔，轉而出鍼，使邪氣隨鍼外泄。假如出鍼隨即按閉鍼孔，會使邪氣蘊鬱於內，淤血不散，邪氣不得外泄。補法的要領是：順隨經脈循行的方向進鍼，好像漫不經心地輕輕刺入。在行鍼引氣，按穴下鍼時，像蚊蟲叮咬一樣似留似去的感覺，得氣以後，急速出鍼像箭離弓弦一樣快。右手出鍼，左手急閉鍼孔，經氣因而留止，鍼孔已閉，中氣就會充實了。如有皮下出血，應該速予除去。持鍼的準則，以手下堅牢有力最寶貴。對準腧穴，端正直刺，鍼不偏左不偏右，行鍼者的精氣神要集中在鍼端，注意觀察病人，仔細審視其血脈，進鍼時避開它，這樣，就不會發生危險了。要進鍼的時候，一定要密切注意病人的精神狀態及衞氣、脾氣的狀況，而鍼者也須聚精會神，毫不疏忽，從而測知病氣的存亡。血脈之所在，橫布在腧穴周圍，看起來顯得很清楚，用手去摸按也會感到堅實。

「九鍼之名，各不同形：一曰鑱鍼[1]，長一寸六分；二曰員鍼，長一寸六分；三曰鍉鍼[2]，長三寸半；四曰鋒鍼，長一寸六分；五曰鈹鍼[3]，長四寸，廣二分半；六曰員利鍼，長一寸六分；七曰毫鍼，長三寸六分；八曰長鍼，長七寸；九曰大鍼，長四寸。鑱鍼者，頭大末銳，去寫陽氣；員鍼者，鍼如卵形，揩摩分間，不得傷肌肉，以寫分氣；鍉鍼者，鋒如黍粟之銳，主按脈勿陷，以致其氣；鋒鍼者，刃三隅以發痼疾；鈹鍼者，末如劍鋒，以取大膿；員利鍼者，尖如氂[4]，且員且銳，中身微大，以取暴氣；毫鍼者，尖如蚊虻喙，靜以徐往，微以久留之而養，以取痛痺；長鍼者，鋒利身薄，可以取遠痺；大鍼者，尖如挺[5]，其鋒微員，以寫機關之水也。九鍼畢矣。

註釋

1 鑱鍼：鑱，銳也。因其鍼形尖銳，故名鑱鍼。2 鍉鍼：因其鍼形似箭而得名。3 鈹鍼：鈹，兩刃小刀。因其鍼鋒如劍而得名。4 氂（máo）：牦牛尾，也指馬尾。5 尖如挺：大鍼尖如折竹之銳。

譯文

「九鍼的名稱不同，形狀也各異。第一種叫鑱鍼，長一寸六分；第二種叫做員鍼，長一寸六分；第三種叫做鍉鍼，長三寸五分；第四種叫鋒鍼，長一寸六分；第五種叫鈹鍼，長四寸，寬二分半；第六種叫員利鍼，長一寸六分；第七種叫做毫鍼，長三寸六分；第八種叫做長鍼，長七寸；第九種叫大鍼，長四寸。鑱鍼，鍼頭大而鍼尖銳利，適於淺刺以瀉皮膚之熱；員鍼，鍼形如卵，用於按摩分肉之間，既不損傷肌肉，又能疏泄分肉的邪氣；鍉鍼，鍼尖像小米粒的微圓，用於按摩經脈，流通氣血，但不能深陷肌肉之內，否則反傷正氣；鋒鍼，三面有刃，用以治療積久難治之病；鈹鍼，鍼尖像劍鋒一樣銳利，用以刺癰排膿；員利鍼，大小像馬尾，圓而銳利，鍼身稍粗，用於治療急證；毫鍼，鍼尖像蚊虻的嘴，輕緩地刺入皮內，留鍼養神，可以治療痛痺；長鍼，鍼鋒銳利，鍼身薄而鋒利，可以治療久痺證；大鍼，鍼尖如折竹一樣銳利，其鋒稍圓，可用以瀉去關節積水。所有九鍼的情況，大致如此。

「夫氣之在脈也，邪氣在上[1]，濁氣在中[2]，清氣在下[3]，故鍼陷脈則邪氣出[4]，鍼中脈則濁氣出[5]，鍼大深則邪氣反沉[6]，病益。故曰：皮肉筋脈，各有所處，病各有所宜，各不同形，各以任其所宜。無實無虛，損不足而益有餘，是謂甚病，病益甚。取五脈者死[7]，取三脈者恇[8]。奪陰者死，奪陽者狂。鍼害畢矣。刺之而氣不至，無問其數；刺之而氣至，乃去之，勿復鍼。鍼各有所宜，各不同形，各任其所，為刺之要。氣至而有效，效之信，若風之吹雲，明乎若見蒼天。刺之道畢矣。」

註釋

1 邪氣在上：風熱陽邪侵犯人體上部。2 濁氣在中：濁氣，飲食積滯之氣。寒溫不適，飲食不節，濁氣留於腸胃。3 清氣在下：清冷寒濕之邪，侵入人體必從足部開始。4 鍼陷脈則邪氣出：各經腧穴多在人體凹陷部位，驅寒邪，需刺各經陷脈，經氣行，則邪氣出，所以取陽邪在上部。5 鍼中脈則濁氣出：鍼足三里可排除腸胃濁氣。中脈，中部陽明之合穴，即足三里穴。6「鍼太深」句：應淺刺之病，深刺反會引邪深入。7 五脈：五臟腧穴。8 取三脈者恇（kuāng）：瀉手足三陽經穴，致形氣虛弱。

譯文

「邪氣侵犯人體經脈之內，風熱之氣常在上部；飲食積滯之氣常停留於中部，寒濕之氣侵常留下部，因而鍼刺部位也就不同了。刺上部各經腧穴可使風熱之氣外出；刺陽明之脈，可以排除胃腸積滯；病在淺表而鍼刺太深了，能夠引邪深入於裏，加重病勢。因此說：皮肉筋脈各有它的部位，病證各有它的適應孔穴，情況不同，就應該隨著病情慎重施鍼。不能實證用補法，虛證用瀉法，這就是損不足而益有餘，會加重病情。精氣虛的病人，誤瀉五臟腧穴，會致人於死；陽氣不足的病人，誤瀉三陽經的腧穴，可以致正氣怯弱，神志錯亂。總之，誤瀉陰經，耗傷了臟氣，會致死；誤瀉陽經，損傷了陽氣，會發狂證。用鍼不當的害處大致如此。鍼刺時，需要候氣，刺後尚未得氣，不應拘泥手法次數的多少，必須等待經氣到來；如果鍼已得氣，就可去鍼不再刺了。九鍼各有不同適用證，鍼形也不一樣，使用時，要根據病情分別選用。總之，鍼刺的關鍵，是要得氣，鍼下得氣，必有療效，療效顯著的，就像風吹雲散，可以看到明朗的天空那樣。這些都是鍼刺的道理。」

賞析與點評

本節提出「氣至而有效」的鍼效標準。氣至，現今稱得氣，是鍼刺中腧穴，引動經氣，經氣來至的反應，因而是鍼刺治療取效的前提和基礎。氣至與未至，一是施術者鍼下如有所見，如微感沉澀而緊等；二是患者有鍼下麻、脹、痠等感覺，即沿著經脈循行部位出現鍼感；三是與患者的虛實狀態有關，從脈象盛衰變化上體現出來，即實證脈象由盛實變為虛弱，虛證脈象由虛弱變盛大時，即為有效。

黃帝曰：「願聞五藏六府所出之處[1]。」岐伯曰：「五藏五腧，五五二十五腧[2]；六府六腧，六六三十六腧[3]。經脈十二，絡脈十五[4]。凡二十七氣，以上下所出為井[5]，所溜為滎[6]，所注為輸[7]，所行為經[8]，所入為合[9]。二十七氣所行，皆在五腧也。節之交，三百六十五會[10]。知其要者，一言而終；不知其要，流散無窮。所言節者，神氣之所游行出入也，非皮肉筋骨也。」

註釋

1 五藏六府所出之處：臟腑各自聯屬的經脈脈氣所出之處。2 二十五腧：每臟各有井、滎、輸、經、合之五腧穴，五臟共二十五穴。3 三十六腧：每腑各有井、滎、輸、原、經、合六腧，六腑共三十六腧穴。4 絡脈十五：十二經各有一絡脈，加任、督及脾之大絡，共十五絡。5 所出為井：古代以泉源出水之處為井。人之血氣，出於四肢，故脈出之處為井。6 所溜為滎（xíng）：形容脈氣流過的地方，像剛從泉源流出的小水流。7 所注為輸：形容脈氣流注到此後又灌注到彼，其氣漸盛。8 所行為經：脈氣由此通過。9 所入為合：形容脈氣匯合處。10「節之交」兩句：節之交，人體關節等部交接處的間隙。這些間隙共有三百六十五個，是經脈中氣血滲灌各部的匯合點。

譯文

黃帝說：「我希望聽聽臟腑脈氣所出之處的情況。」岐伯說：「五臟經脈，各有井、滎、輸、經、合五個腧穴，五五共二十五個腧穴；六腑經脈，各有井、滎、輸、原、經、合六個腧穴，六六共三十六個腧穴，人體有十二經脈，每經各有一絡，加上任督之脈各一絡和脾之大絡，共十五絡，這二十七脈之氣循行周身。脈氣所出之處叫「井」，脈氣流過之處叫「滎」，脈氣灌注運輸之處叫「輸」，脈氣通過之處叫「經」，脈氣匯聚之處叫「合」。這二十七氣出入於上下手足之間，它的脈氣由始微而趨向正盛，最後入合於內。這二十七氣流注運行都在這五腧之中，晝夜不息。人體關節等相交部位的間隙，共有三百六十五個會合處。知道這些微妙所在，可以一言以蔽之，否則就散無邊際了。這裏所說的「節」，都是血氣遊行出入和絡脈滲灌諸節的地方，不是指皮肉筋骨。」

「觀其色，察其目，知其散復；一其形，聽其動靜，知其邪正。右主推之[1]，左持而禦之[2]，氣至而去之[3]。凡將用鍼，必先診脈，視氣之劇易，乃可以治也。五藏之氣已絕於內，而用鍼者反實其外，是謂重竭。重竭必死，其死也靜。治之者輒反其氣，取腋與膺。五藏之氣已絕於外，而用鍼者反實其內，是謂逆厥。逆厥則必死，其死也躁。治之者反取四末刺之。害中而不去則精泄；害中而去，則致氣。精泄則病益甚而恇，致氣則生為癰瘍。」

註釋

1 右主推之：指右手進鍼。2 左持而禦之：指用左手護持鍼身。3 氣至而去之：得氣之後即起鍼。

譯文

「在鍼刺時，注意察看患者的面色和眼神，可以了解血氣的耗散與還復；從病人形態動靜、聲音變化，可以了解邪正虛實。然後右手推而進鍼，左手護持鍼身，等到鍼下得氣，就可出鍼了。凡用鍼的時候，必先診察脈象以了解臟氣的和與不和，然後治療。如五臟之氣已絕於內，屬陰虛，而用鍼反補在外的陽經，會使陽愈盛而陰愈虛，這叫重竭。重竭必死，死時安靜。這是因為醫生每違反經氣補瀉原則，誤取腋和胸的腧穴，使臟氣虛竭所致。五臟之氣已虛於外，屬陽虛，而用鍼反補在內之陰經，陰愈盛而陽愈虛，引起四肢厥冷，這叫逆厥。逆厥必死，死時煩躁。這是誤取四肢末端穴位，使陽氣愈竭而致。鍼刺的要害，刺已中病而不出鍼就會耗傷精氣；不中病而出鍼，會使邪氣留滯不散。傷經氣會加重病情而使人虛弱，氣滯很容易發生癰瘍。」

「五藏有六府，六府有十二原，十二原出於四關[1]，四關主治五藏。五藏有疾，當取之十二原。十二原者，五藏之所以稟三百六十五節氣味也。五藏有疾也，應出十二原，而原各有所出，明知其原，觀其應，而知五藏之害矣。」

註釋

1 四關：即兩肘兩膝之四個關節。

譯文

「五臟聯繫在外的六腑，六腑之外有十二原聯屬，十二原穴出於四肢關節，四關原穴主治五臟病變。所以五臟有病，就應該取十二原穴。因為十二原穴，是五臟聚三百六十五節經氣而會聚的地方。因此五臟有了病變，就反應到十二原，而十二原也各有所屬之內臟，了解原穴的性質，觀察它的反應，就可知五臟的病情。」

「今夫五藏之有疾也，譬猶刺也，猶污也，猶結也，猶閉也。刺雖久，猶可拔也；污雖久，猶可雪也；結雖久，猶可解也；閉雖久，猶可決也。或言久疾之不可取者，非其說也。夫善用鍼者，取其疾也，猶拔刺也，猶雪污也，猶解結也，猶決閉也。疾雖久，猶可畢也。言不可治者，未得其術也。」

譯文

「現在五臟有病，好比肌肉扎刺，物體被污染，繩索打了結，河水淤塞一樣。但是，扎了刺雖然時間久了，還可以拔掉；污染日子雖久，還可以洗淨；結拴了好久，還可以解開；河道淤閉時間雖然長些，還可以疏通。有人認為久病就不能治癒，這樣說不對。善於用鍼的醫生治療疾病，就像拔刺、滌污、解扣、疏淤一樣。疾病的時間雖然很長，還可以達到治愈效果。說久病不能治，是因為未掌握鍼刺技術。」

邪氣藏府病形第四

本篇導讀——

本篇重點論述了邪氣侵犯人體的不同原因和部位，以及五臟六腑發病後的症狀即病形和治法，故以此名篇。

本篇首先根據病因分類及邪氣所傷部位的差异，將致病因素分為內外兩大類：一是外感受於風雨寒暑之類邪氣，稱為外因；二是內傷於飲食、情志、房事、起居之失調，稱為內因。之後詳盡闡述了察色、按脈、問病、診尺膚等診法的重要性；並列舉了五臟病變的緩、急、大、小、滑、澀六脈及其症狀和鍼刺治療原則、六腑病變的症狀及取穴法與鍼刺法。

黃帝問於岐伯曰：「邪氣之中人也，奈何？」岐伯答曰：「邪氣之中人高也。」黃帝曰：「高下有度乎？」岐伯曰：「身半已上者，邪中之也；身半已下者，濕中之也。故曰：邪之中人也，無有常。中於陰則溜於府，中於陽則溜於經。」

譯文

黃帝問岐伯說：「外邪傷人的情況怎樣呢？」岐伯回答說：「邪氣傷人會在人體的上下部。」黃帝又問說：「部位的上下，有一定的常規嗎？」岐伯說：「上半身發病的，是受了風寒外邪所致；下半身發病的，是受了濕邪所致。因此說，外邪侵犯人體，沒有固定部位。外邪侵犯陰經，會流傳到六腑，外邪侵犯陽經，也可能流傳在本經的循行部位而發病。」

黃帝曰：「陰之與陽也，異名同類[1]，上下相會，經絡之相貫，如環無端。邪之中人，或中於陰，或中於陽，上下左右，無有恆常，其故何也？」岐伯曰：「諸陽之會，皆在於面。中人也，方乘虛時，及新用力，若飲食汗出，腠理開，而中於邪。中於面則下陽明，中於項則下太陽，中於頰則下少陽，中於膺背兩脅亦中其經。」

註釋

1 異名同類：人體三陰三陽之脈名雖然不同，但都由氣血流行所貫通。

譯文

黃帝說：「經脈的陰和陽，名稱雖然不同，其實同屬於經絡系統，上下互相會合，經絡之間彼此聯貫，如圓環沒有開端。外邪傷人，有的侵入陰經，有的侵入陽經，或上、或下、或左、或右，沒有固定部位，這是甚麼道理呢？」岐伯說：「手足三陽經，都聚合到頭面部。邪氣傷人，往往都是趁著體虛之時，以及剛勞累用力後，或熱飲熱食出了汗，腠理開泄，而被邪氣侵襲。邪氣侵入面部，就會下行至足陽明胃經；邪氣侵入項部，就會下行至足太陽膀胱經；邪氣侵入頰部，就會下行至足少陽膽經；如果邪氣侵入胸膺、脊背、兩脅，也會分別下行它所屬的陽明經、太陽經、少陽經。」

賞析與點評

頭為諸陽之會，即陽明經、太陽經、少陽經之匯聚之處，足陽明胃經布於面部；足太陽膀胱經行於項背部；足少陽膽經行於側頰部。所以外邪侵犯人體，多循經脈，上下傳變，出現不同部位的症狀。

黃帝曰：「其中於陰，奈何？」岐伯曰：「中於陰者，常從臂胻始[1]。夫臂與胻，其陰皮薄，其肉淖澤[2]，故俱受於風，獨傷其陰。」

註釋　1 胻（héng）：足脛。2 淖（nào）澤：在此作「柔軟」解。

譯文　黃帝問道：「邪氣侵入陰經，怎麼樣呢？」岐伯回答說：「邪氣侵入陰，往往是從手臂或足脛開始的。因為手臂和足脛內側的皮膚較薄，肌肉柔潤，雖身體各部都可以感受風邪，但這些部位最易受傷。」

黃帝曰：「此故傷藏乎？」岐伯答曰：「身之中於風也，不必動藏。故邪入於陰經，則其藏氣實，邪氣入而不能客，故還之於府。故中陽則溜於經，中陰則溜於府。」

譯文　黃帝又問道：「邪氣也會傷及五臟嗎？」岐伯回答說：「人身感受風邪，不一定會傷及五臟。假若外邪侵入了陰經，而臟氣充實，即使邪氣入裏也不能留住，必還歸六腑。因此陽經受了邪，就流注於本經而發病；陰經受了邪，就會流注於六腑而發病。」

黃帝曰：「邪之中人藏，奈何？」岐伯曰：「愁憂恐懼則傷心。形寒寒飲則傷肺[1]。以其兩寒相感，中外皆傷，故氣逆而上行。有所墮墜，惡血留內，有所大怒，氣上而不下，積於脅下則傷肝。有所擊仆，若醉入房，汗出當風則傷脾。有所用力舉重，若入房過度，汗出浴水則傷腎。」黃帝曰：「五藏之中風，奈何？」岐伯曰：「陰陽俱感，邪乃得往。」黃帝曰：「善哉。」

註釋

1 形寒寒飲則傷肺：喻昌說：「肺氣外達皮毛，內行水道。形寒則外寒，從皮毛而入；飲冷則水冷從肺上溢，遏抑肺氣，不令外揚下達，其治節不行，周身之氣，無所稟仰而肺病矣。」

譯文

黃帝問：「邪氣傷及五臟是怎樣的？」岐伯說：「愁憂恐懼會使心受傷。形體受寒，又喝了冷水，就會使肺受傷。因為兩種寒邪交感，內外受傷，就會發生肺氣上逆的病變。如從高處跌墜，淤血留滯體內，又因大怒刺激，氣上沖而不下，鬱結脅下，就會傷肝。被人打擊跌倒，或醉後行房，出汗冒風，就會傷脾。如用力舉重，或房事過度，或出汗以後，浴於水中，就會傷腎。」黃帝又問：「五臟為風邪所傷，為甚麼呢？」岐伯說：「一定是內臟先傷再感受外邪，內外之邪結合，風邪才能侵入內臟。」黃帝說：「說得好！」

賞析與點評

《內經》依據受邪發病的部位，將致病因素分為內外兩大類：一是外感受於風雨寒暑之類邪氣，稱為外因；二是內傷於飲食、情志、房事、起居之失調，稱為內因。由此形成在病因、發病特點、傳變途徑與規律、轉歸預後以及治則治法、處方用藥均有很大不同的內傷與外感兩大類疾病。

黃帝問於岐伯曰：「首面與身形也，屬骨連筋，同血合於氣耳。天寒則裂地凌冰，其卒寒，或手足懈惰，然而其面不衣，何也？」岐伯答曰：「十二經脈，三百六十五絡，其血氣皆上於面而走空竅。其精陽氣上走於目而為睛，其別氣走於耳而為聽，其宗氣上出於鼻而為臭，其濁氣出於胃走脣舌而為味。其氣之津液皆上熏於面，而皮又厚，其肉堅，故天熱甚寒，不能勝之也。」

譯文

黃帝問岐伯說：「人的頭面和全身形體，都是由筋骨來支撐聯繫，由氣血來滋養的。當天寒地裂，滴水成冰的時候，如突然感受寒氣，手足就會瑟縮不伸，麻木不靈，可是面部却不用衣物禦寒，這是甚麼緣故？」岐伯回答說：「這是因為周身十二經脈和三百六十五絡，所有血氣都上行達到頭面部，分別流入各個孔竅，那精陽之氣上注於目，使眼睛能看；那旁行的經氣上達於耳，使耳能聽；那宗氣上出於鼻，使鼻能嗅；那由胃生出來的穀氣，上走脣舌，使脣舌有味覺。所有這些氣和津液，都上行熏蒸於面部，面部的皮又厚，肌肉堅實，因此面上的陽熱充盛，就是天氣極寒冷也能適應。」

賞析與點評

經脈是人體氣血運行的通路，擔負著運行氣血，營養臟腑組織，溝通表裏內外等重要功能。以經脈為中心形成的經絡學說，是中醫學理論體系的重要組成部分，對於認識人體的生理、病理、診斷、治療等均具有十分重要的意義。經絡理論，可以普遍應用於臨牀各科，尤其是指導鍼灸治療，故經文反覆強調：「經脈者，所以能決死生，處百病，調虛實，不可不通。」

黃帝曰：「邪之中人，其病形何如？」岐伯曰：「虛邪之中身也[1]，灑淅動形；正邪之中人也微[2]，先見於色，不知於身，若有若無，若亡若存，有形無形，莫知其情。」黃帝曰：「善哉。」

註釋

1 虛邪：四時反常的邪風，即虛邪賊風。2 正邪：四時正常的風氣，也能乘人之虛，侵襲人體而引起疾病。

譯文

黃帝說：「外邪侵犯人體，發病的症狀是怎樣的呢？」岐伯說：「虛邪傷了人，病人會戰慄惡寒；正邪傷人發病比較輕微，先看到氣色方面的變異，身上沒有甚麼感覺，像有病又像沒有病，似有症狀又似沒有症狀，不容易發現它的病情。」黃帝說：「講得好。」

黃帝問於岐伯曰：「余聞之，見其色，知其病，命曰明；按其脈，知其病，命曰神；問其病，知其處，命曰工。余願見而知之，按而得之，問而極之，為之奈何？」岐伯答曰：「夫色脈與尺之相應也，如桴鼓影響之相應也[1]，不得相失也。此亦本末根葉之出候也，故根死則葉枯矣。色脈形肉不得相失也，故知一則為工，知二則為神，知三則神且明矣。」

註釋 1 桴（fú）鼓：比喻事物相應，就像用鼓槌擊鼓而有聲一樣。

譯文 黃帝問岐伯說：「我聽說醫生看病人氣色，就知道病情的叫明；按病人脈象，就知道病情的叫神；通過詢問，就知道病情的叫工。我希望聽一下，聞聲、望色就能知道病情，切脈就能得到病況，問病就可徹底了解病苦的所在，怎麼做才能達到如此水準呢？」岐伯回答說：「病人的氣色、脈象、尺膚都與疾病有相應關係，就如響隨鼓、影隨形一樣，不會有差錯。這也像樹木的根本和枝末一樣，其根衰敗，其枝葉必然枯萎。人的面色，脈象與皮肉外形的表現與內在臟腑的功能相一致的。所以，知其一為工，知其二為神，知其三就是神醫了。」

黃帝曰：「願卒聞之。」岐伯答曰：「色青者，其脈弦也[1]；赤者，其脈鈎也[2]；黃者，其脈代也[3]；白者，其脈毛[4]；黑者，其脈石[5]。見其色而不得其脈，反得其相勝之脈則死矣[6]；得其相生之脈則病已矣[7]。」

註釋

1 弦：弦脈端直以長，如張弓弦，為肝脈。2 鈎：鈎脈來盛去衰，為心脈。3 代：有更代的意思，為脾之平脈。4 毛：毛脈輕虛而浮，為肺脈。5 石：石脈沉濡而滑，為腎脈。6 相勝之脈：相勝就是相剋，如肝病見肺之毛脈，是金剋木，這就是相勝之脈。7 相生之脈：如肝病見腎之石脈，是水生木，即為相生之脈。

譯文

黃帝說：「希望聽你詳盡解釋。」岐伯回答說：「面色青的，脈象應弦；面色紅的，脈象應鈎；面色黃的，脈象應代；面色白的，脈象應毛；面色黑的，脈象應石。如果看到面色與脈象不合，反而診得相剋脈象，就病情危重；若能診得相生脈象，疾病就會痊癒。」

黃帝問於岐伯曰：「五藏之所生，變化之病形，何如？」岐伯答曰：「先定其五色五脈之應，其病乃可別也。」黃帝曰：「色脈已定，別之奈何？」岐伯曰：「調其脈之緩急、小大、滑濇，而病變定矣。」

譯文

黃帝問岐伯說：「五臟所生疾病的變化和表現是怎樣的？」岐伯回答說：「必先確定五色和五脈的相應關係，疾病就可以區別。」黃帝說：「氣色和脈象已經確定了，怎麼區別病情呢？」岐伯說：「只要診察出脈的緩急、小大、滑澀，病變就確定了。」

黃帝曰：「調之奈何？」岐伯答曰：「脈急者，尺之皮膚亦急；脈緩者，尺之皮膚亦緩；脈小者，尺之皮膚亦減而少氣；脈大者，尺之皮膚亦賁而起；脈滑者，尺之皮膚亦滑；脈濇者，尺之皮膚亦濇。凡此變者，有微有甚，故善調尺者，不待於寸；善調脈者，不待於色。能參合而行之者，可以為上工，上工十全九；行二者為中工，中工十全七；行一者為下工，下工十全六。」

譯文

黃帝說：「診察的方法如何呢？」岐伯回答說：「脈急促的，尺部的皮膚也緊急；脈弛緩的，尺部的皮膚也弛緩；脈象小的，尺部的皮膚也瘦小；脈象大的，尺部的皮膚也大而突起；脈象滑的，尺部的皮膚也滑潤；脈象澀的，尺部的皮膚也澀滯。以上六種變化，有輕有重，所以善於診察尺脈的，不必等待診寸脈；善於診察脈象的，不必等待望色。能夠察色、辨脈、觀察尺膚三者配合起來而進行診斷的，稱為上工，上工治癒十分之九；能夠運用兩種方法診察的，稱為中工，中工治癒十分之七；僅能運用一種方法進行診察的，稱為下工，下工治癒十分之六。」

黃帝曰：「膚之六變，刺之奈何？」岐伯答曰：「諸急者多寒[1]，緩者多熱，大者多氣少血，小者血氣皆少，滑者陽氣盛、微有熱，濇者多血少氣、微有寒。是故刺急者，深內而久留之[2]；刺緩者，淺內而疾發鍼[3]，以去其熱；刺大者，微寫其氣，無出其血；刺滑者，疾發鍼而淺內之，以寫其陽氣而去其熱；刺濇者，必中其脈，隨其逆順而久留之，必先按而循之，已發鍼，疾按其痏[4]，無令其血出，以和其脈；諸小者，陰陽形氣俱不足，勿取以鍼，而調以甘藥也。」

註釋

1 急：緊脈。2 深內：深刺鍼。3 淺內：淺刺鍼。4 痏（wěi）：泛指鍼孔。

譯文

黃帝問道：「尺膚出現六種脈象變化，怎樣鍼刺呢？」岐伯回答說：「凡是脈象緊的多屬寒，脈象緩的多屬熱，脈象大的多屬氣有餘而血不足，脈象小的多屬氣血都不足，脈象滑的屬陽氣盛而微有熱，脈象濇的血多氣少而微有寒。因此，在鍼刺急脈的病變，進鍼要深，留鍼時間要長；鍼刺緩脈的病變，進鍼應該淺，出鍼要快，以散其熱；鍼刺大脈的病變，略微瀉其氣，不能出血；鍼刺滑脈的病變，應快出鍼，淺刺，以瀉陽氣，排除熱邪；鍼刺澀脈的病變，必須刺中經脈，隨著氣行的逆順方向行鍼，留鍼時間要長，還要先按摩經脈，使脈氣舒緩，出鍼以後，趕快按住鍼孔，不使出血，以調和經脈；凡是脈象小的，陰陽形氣都虛弱，不宜用鍼刺，而用緩和之藥調治。」

黃帝曰：「余聞五藏六府之氣，滎輸所入為合，令何道從入，入安連過？願聞其故。」岐伯答曰：「此陽脈之別，入於內，屬於府者也。」黃帝曰：「滎輸與合，各有名乎？」岐伯答曰：「滎輸治外經，合治內府。」

譯文

黃帝說：「我聽說五臟六腑的脈氣，都出於井穴，從滎、輸而進入合穴。這是從哪條經脈進入合穴的？進入後又和哪些臟腑經脈有聯繫呢？希望聽聽其中的緣故。」岐伯回答說：「這就是手足陽經，由別絡進入內部而又屬於六腑的。」黃帝說：「滎、輸與合穴，在治療上各有不同的作用嗎？」岐伯說：「滎、輸的脈氣浮淺，可以治外經的病，合的脈氣深入，可以治療內腑的病。」

黃帝曰：「治內府奈何？」岐伯曰：「取之於合。」黃帝曰：「合各有名乎？」岐伯答曰：「胃合於三里，大腸合入於巨虛上廉，小腸合入於巨虛下廉，三焦合入於委陽，膀胱合入於委中央，膽合入於陽陵泉。」

譯文

黃帝說：「治療體內的腑病，怎樣取穴呢？」岐伯說：「應取合穴。」黃帝說：「合穴各有名稱嗎？」岐伯回答說：「胃的合穴在三里，大腸的合穴在巨虛上廉，小腸的合穴在巨虛下廉，三焦的合穴在委陽，膀胱的合穴在委中，膽的合穴在陽陵泉。」

黃帝曰：「取之奈何？」岐伯答曰：「取之三里者，低跗取之；巨虛者，舉足取之；委陽者，屈伸而索之；委中者，屈而取之；陽陵泉者，正竪膝，予之齊[1]，下至委陽之陽取之；取諸外經者，揄申而從之。」

註釋

1 正竪膝，予之齊：即正身蹲坐，豎起膝部，使兩膝齊平。

譯文

黃帝說：「怎樣取合穴呢？」岐伯回答說：「取三里穴，應足背低平；取巨虛穴，應舉足；委陽穴，應先屈後伸下肢取穴；委中穴，應屈膝取穴；陽陵泉穴，應正立豎膝使兩膝齊平，至委中的外側取穴；凡取治在外經脈的病變，應該用或搖或伸的方式取穴。」

黃帝曰：「願聞六府之病。」岐伯答曰：「面熱者，足陽明病；魚絡血者[1]，手陽明病；兩跗之上脈豎陷者，足陽明病。此胃脈也。」

註釋

1 魚絡血者：是說手魚際的部位血脈鬱滯或有淤斑。

譯文

黃帝說：「想聽一下六腑的病變。」岐伯回答說：「面部發熱是足陽明的病變；手魚際部出現鬱滯的血斑是手陽明的病變；足背的沖陽脈出現堅實而極隱伏的現象，也是足陽明的病變。這是胃的經脈。」

「大腸病者，腸中切痛而鳴濯濯[1]，冬日重感於寒，即泄當臍而痛，不能久立。與胃同候，取巨虛上廉。」

註釋　1 濯濯（zhuó）：腸鳴的聲音。

譯文　「大腸病，腸中痛如刀割，陣陣腸鳴，冬天再感受寒邪，就會泄瀉，當臍部疼痛，痛時不能久立。腸與胃有密切聯繫，可取胃經的上巨虛穴治療。」

「胃病者，腹䐜脹，胃脘當心而痛，上肢兩脅，膈咽不通，食飲不下，取之三里也。」

譯文　「胃病，會出現腹脹滿，胃脘當心部位疼痛，支撐兩脅，胸膈和咽喉間不通，飲食不下，可取足三里穴治療。」

「小腸病者，小腹痛，腰脊控睾而痛，時窘之後[1]，當耳前熱，若寒甚，若獨肩上熱甚，及手小指次指之間熱，若脈陷者，此其候也。手太陽病也，取之巨虛下廉。」

註釋　1 時窘之後：痛甚窘急，而欲大便。

譯文　「小腸病，小腹作痛，腰背牽引睾丸疼痛，大便窘急，覺得耳前發熱，或發冷，或只是肩上很熱，以及手小指與無名指間發熱，若絡脈虛陷不起，這就是手太陽小腸經病變的症候。手太陽小腸病變，可取下巨虛穴治療。」

「三焦病者，腹氣滿，小腹尤堅，不得小便，窘急，溢則水留，即為脹。候在足太陽之外大絡，大絡在太陽少陽之間，亦見於脈，取委陽。」

譯文　「三焦病，腹部脹滿，小腹脹滿尤甚，小便不通，感到窘迫難受，水溢於皮下成為水腫，留在腹部為脹病。三焦病候也會呈現在足太陽外側的大絡上，這絡脈在太陽經和少陽經之間，三焦有病，此處脈現異常，取委陽穴治療。」

「膀胱病者，小腹偏腫而痛[1]，以手按之，即欲小便而不得，肩上熱若脈陷，及足小指外廉及脛踝後皆熱。若脈陷，取委中央。」

註釋　1 小腹偏腫：是說小腹部腫。中醫以臍下三寸以下為小腹。

譯文　「膀胱病，小腹部偏腫而痛，用手按揉痛處，就要小便，又尿不出來，肩部發熱，或脈陷不起，以及足小指外側，脛骨和足踝後都顯有熱象。若絡脈虛陷不起，可取委中穴治療。」

「膽病者，善太息，口苦，嘔宿汁，心下澹澹，恐人將捕之[1]，嗌中吤吤然[2]，數唾。在足少陽之本末，亦視其脈之陷下者灸之，其寒熱者取陽陵泉。」

註釋　1 澹澹（dàn）：水波動貌。這裏指心慌心跳。2 嗌中吤吤（jiè）然：咽喉中如有物作梗，咯吐不舒。

譯文　「膽病，經常歎氣，口苦，嘔出苦水，心跳不安，好像怕人逮捕他一樣，咽喉裏如物梗塞，頻頻咳嗽、吐唾沫。在足少陽經起點至終點的循行通路上，也會出現絡脈陷下的情況，可以用灸法治療；如膽病而有寒熱現象的，可取足少陽經的合穴陽陵泉刺治。」

黃帝曰：「刺之有道乎？」岐伯答曰：「刺此者，必中氣穴[1]，無中肉節[2]。中氣穴則鍼遊於巷[3]，中肉節即皮膚痛。補寫反則病益篤，中筋則筋緩，邪氣不出，與其真相搏亂而不去，反還內著。用鍼不審，以順為逆也。」

註釋

1 氣穴：即腧穴。腧穴和經氣相通，故稱氣穴。2 肉節：肌肉之間的節界。3 鍼遊於巷：即刺中穴位後，即沿著經脈循行路線出現鍼感。

譯文

黃帝說：「鍼刺有一定的規律嗎？」岐伯回答說：「鍼刺這些穴位，一定要刺中氣穴，不可刺中肉或刺中節。因為刺中氣穴，則經氣運行於脈道之內，經脈就通了；如果誤中肉節，只能損傷好肉，使皮膚疼痛。如果補瀉手法用反了，就會加重病情；如果誤刺中筋，筋就會弛緩，邪氣也出不去，與真氣相爭，由於邪氣擾亂不去，反回到內裏為病。這都是用鍼不審慎，反順為逆的惡果。」

壽夭剛柔第六

本篇導讀——

本篇主要論述人的體質有剛柔不同，而剛和柔可以從形體的緩急、正氣的盛衰、骨骼的大小、肌肉的堅脆、皮膚的厚薄等方面進行分辨。體質剛柔不但與發病和治療密切相關，而且與人的壽命長短有著直接聯繫，因此觀察形氣的是否相稱，可以預測壽命的長短。由於文中內容以「壽夭剛柔」為主，故以此名篇。

本篇首論人體素質不同與壽命壽夭的關係，以陰陽學說來分析人體內外和臟腑組織的陰陽屬性。並根據病邪性質的不同及其侵襲人體部位的區別，提出了相應的治法。

黃帝問於少師曰[1]：「余聞人之生也，有剛有柔，有弱有強，有短有長，有陰有陽，願聞其方。」少師答曰：「陰中有陰，陽中有陽，審知陰陽，刺之有方，得病所始，刺之有理，謹度病端[2]，與時相應。內合於五藏六府，外合於筋骨皮膚，是故內有陰陽，外亦有陰陽。在內者，五藏為陰，六府為陽；在外者，筋骨為陰，皮膚為陽。故曰病在陰之陰者[3]，刺陰之滎輸；病在陽之陽者[4]，刺陽之合；病在陽之陰者[5]，刺陰之經；病在陰之陽者[6]，刺絡脈。故曰病在陽者命曰風，病在陰者命曰痺，陰陽俱病命曰風痺。病有形而不痛者，陽之類也；無形而痛者，陰之類也。無形而痛者，其陽完而陰傷之也，急治其陰，無攻其陽；有形而不痛者，其陰完而陽傷之也，急治其陽，無攻其陰。陰陽俱動，乍有形，乍無形，加以煩心，命曰陰勝其陽，此謂不表不裏，其形不久[7]。」

註釋

1 少師：相傳為黃帝之臣。2 謹度（duó）病端：意謂慎重地推測疾病發生的原因。3 病在陰之陰者：指病變部位在臟。內為陰，五臟為陰中之陰。4 病在陽之陽者：病變部位在皮膚。外為陽，皮膚為外之陽，故云陽之陽。5 病在陽之陰者：病變部位在筋骨。外為陽，筋骨為外之陰。6 病在陰之陽者：病變部位在腑。內為陰，六腑為陰中之陽。7 其形不久：即預後不良。

譯文

黃帝問少師說：「我聽說人的先天稟賦，有剛有柔、有強有弱、有長有短、有陰有陽的區別，希望聽一下其中的道理。」少師回答說：「就人體陰陽來說，陰當中還有陰，陽當中還有陽，只有了解陰陽的規律，才能很好的運用鍼刺方法，了解疾病發生的情況，才能在鍼刺時作出適當的手法，同時要認真地揣度發病的經過與四時變化的相應關係。人體的陰陽，在內合於五臟六腑，在外合於筋骨皮膚，所以人體內有陰陽，體外也有陰陽。在體內的，五臟為陰，六腑為陽；在體外的，筋骨為陰，皮膚為陽。病在陰中之陰的，當刺陰經的滎輸；病在陽中之陽的，當刺陽經的合穴；病在陽中之陰的，當刺陰經的經穴；病在陰中之陽的，當刺陽經的絡穴。這是根據陰陽內外與疾病的關係，而選取鍼刺穴位的基本法則。陰陽也可以作為疾病的分類準則，病在陽經的叫風，病在陰經的叫痺，陰陽兩經都有病的叫風痺。病有形態變化而不疼痛的，屬於陽經一類；病無形態變化而疼痛的，屬於陰經一類。沒有形態變化而感到疼痛的，是陽經未受侵害，只是陰經有病，趕快在陰經取穴治療，不要攻治陽經；有形態變化而不感覺疼痛的，是陰經未受侵害，只是陽經有病，趕快在陽經取穴治療，不要攻治陰經。陰陽表裏都有病，忽然有形態變化，忽然又沒了，更加上心煩，叫陰病重於陽，這是所謂的不表不裏，預後不能良。」

黃帝問於伯高曰[1]：「余聞形氣，病之先後、外內之應，奈何？」伯高答曰：「風寒傷形，憂恐忿怒傷氣。氣傷藏，乃病藏。寒傷形，乃應形。風傷筋脈，筋脈乃應。此形氣外內之相應也。」

註釋

1 伯高：相傳為黃帝之臣。

譯文

黃帝問伯高說：「我聽說形氣與發病有先後內外的相應關係，是甚麼道理？」伯高回答說：「風寒外襲，先傷形體，憂恐忿怒的精神刺激，先傷內氣。氣逆傷了五臟之和，就會使五臟有病。寒邪侵襲形體，就會使肌表皮膚發病。風邪傷了筋脈，就會使筋脈發病。這就是形氣與疾病外內相應的關係。」

黃帝曰：「刺之奈何？」伯高答曰：「病九日者，三刺而已；病一月者，十刺而已。多少遠近，以此衰之[1]。久痺不去身者[2]，視其血絡，盡出其血。」黃帝曰：「外內之病，難易之治，奈何？」伯高答曰：「形先病而未入藏者，刺之半其日；藏先病而形乃應者，刺之倍其日。此外內難易之應也。」

註釋 1 以此衰之：意謂按比數遞減。2 久痺不去身：病邪內閉，經久不癒。

譯文 黃帝說：「怎樣鍼刺治療呢？」伯高回答說：「病九天的，刺三次可以好；病一個月的，刺十次可以好。病程時日的多少遠近，都可以根據三日一刺的標準來計算。經久不癒的痺證，根據血絡變化，盡力去掉淤血。」黃帝又說：「人體在內在外的疾病，鍼刺難易的情況怎樣呢？」伯高回答說：「形體先有病還未傳入內臟的，鍼刺的次數，可以根據已病的日數減半計算；內臟先有病而形體也有反應的，鍼刺的日數就要加倍。這就是疾病有內外、鍼治有難易的對應關係。」

黃帝問於伯高曰：「余聞形有緩急，氣有盛衰，骨有大小，肉有堅脆，皮有厚薄，其以立壽夭，奈何？」伯高答曰：「形與氣相任則壽，不相任則夭；皮與肉相果則壽，不相果則夭；血氣經絡勝形則壽[1]，不勝形則夭。」

註釋 1 勝形：血氣經絡不但與外形相稱，而且要更為強盛才能長壽。

譯文 黃帝問伯高說：「我聽說人的外形有緩有急，正氣有盛有衰，骨胳有大有小，肌肉有堅有脆，皮膚有厚有薄，從這些怎樣來確定人的壽夭呢？」伯高回答說：「外形與正氣相稱的多長壽，不相稱的多夭亡；皮膚與肌肉結合緊密的多長壽，不緊密的多夭亡；血氣經絡充盛勝過外形的多長壽，血氣經絡衰弱不能勝過外形的多夭亡。」

黃帝曰：「何謂形之緩急？」伯高答曰：「形充而皮膚緩者則壽，形充而皮膚急者則夭。形充而脈堅大者順也，形充而脈小以弱者氣衰，衰則危矣。若形充而顴不起者骨小，骨小則夭矣。形充而大肉䐃堅而有分者肉堅[1]，肉堅則壽矣；形充而大肉無分理不堅者肉脆，肉脆則夭矣。此天之生命，所以立形定氣而視壽夭者。必明乎此立形定氣，而後以臨病人，決死生。」

註釋

1 䐃（jùn）：肌肉突起處。

譯文

黃帝說：「甚麼叫做形體的緩急？」伯高回答說：「形體充實而皮膚柔軟的人，多長壽；形體充實而皮膚堅緊的人，多短命。形體充實而脈氣堅大的為順；形體充實而脈氣弱小的屬於氣衰，氣衰是危險的。如果形體充實而面部顴骨不突起的人，骨骼必小，骨骼小的多短命。形體充實而臂腿臀部肌肉突起堅實而有膚紋的，稱為肉堅，肉堅的人多長壽。形體充實而臂腿臀部肌肉沒有膚紋的，稱為肉脆，肉脆的人多短壽。這是自然界賦予人生命所形成的形體與生氣的自然狀態，可據此來判斷人的壽命長短。醫者要了解形體與生氣的狀態，才可以臨牀治病，判斷死生。」

黃帝曰：「余聞壽夭，無以度之。」伯高答曰：「牆基卑，高不及其地者[1]，不滿三十而死；其有因加疾者，不及二十而死也。」黃帝曰：「形氣之相勝，以立壽夭奈何？」伯高答曰：「平人而氣勝形者壽；病而形肉脫，氣勝形者死，形勝氣者危矣。」

註釋

1 牆基卑，高不及其地者：以比喻的方法來說明面部形態。牆基，在此指耳邊下部。地，指耳前肌肉。大意是說面部肌肉陷下，四周骨胳顯露。

譯文

黃帝說：「我聽說人有壽夭，但無法推測。」伯高回答說：「衡量人的壽夭，凡是面部肌肉陷下，而四周的骨胳顯露，不滿三十歲就會死的；再加上疾病影響，不到二十歲，就可能死亡。」黃帝說：「從形與氣的相勝，怎樣用它去確定壽命長短呢？」伯高回答說：「健康人，正氣勝過形體的可以長壽；有病的人，形體肌肉很消瘦，即使其氣勝過形體，也是要死的；即使形體尚可，但元氣已衰，也很危險。」

本神第八

本篇導讀——

「本」即本原、根本，這裏有溯本求源的意思，可引申為推求。「神」指精神意識思維活動，包括神、魂、魄、意、志、思、慮、智。本篇通過對神與五臟的關係，以及神失常病變等內容的論述，闡明神的概念、分類、作用以及神在辨治疾病中的意義，故以此名篇。

本篇叙述了精、神、魂、魄、意、志、思、智、慮的概念及神與治療、養生的關係，提出了「凡刺之法，先必本於神」的觀點；之後討論了七情變化對五臟功能的影響與危害，指出了情志過激的致病特點；最後討論了五臟藏五神及五臟虛實的病理表現，並強調治療時「必審五藏虛實」。

黃帝問於岐伯曰：「凡刺之法，先必本於神[1]。血、脈、營、氣、精、神，此五藏之所藏也。至其淫泆離藏則精失[2]，魂魄飛揚[3]，志意恍亂[4]，智慮去身者，何因而然乎？天之罪與？人之過乎？何謂德、氣、生、精、神、魂、魄、心、意、志、思、智、慮[5]？請問其故。」岐伯答曰：「天之在我者，德也；地之在我者，氣也。德流氣薄而生者也[6]。故生之來謂之精，兩精相搏謂之神[7]，隨神往來者謂之魂，並精而出入者謂之魄，所以任物者謂之心[8]，心之所憶謂之意，意之所存謂之志，因志而存變謂之思，因思而遠慕謂之慮，因慮而處物謂之智。」

註釋

1 神：這是廣義的神，概括了人體整個生命活動現象。包括下文所講「血、脈、營、氣、精、神」等生理活動的內容。2 淫泆（yì）：指七情過度，任性恣縱。3 魂魄：魂，是精神活動之一。魄，是先天的本能，如感覺、運動等。4 志意恍亂：思想混亂，茫然無主。5 德、氣：古代哲人認為萬物由天之氣、地之形和合化生。有時天氣也稱為「天德」，包括上文所提到的精、神、魂、魄等。人死後，精神魂魄又回到了天上，所以古人祭祀祖先，是相信祖先的靈魂在天上存在。6 德流氣薄：在天之氣下流與在地之氣結合。7 兩精相搏：即男女交媾，兩精結合。8 任：負擔，主持。

譯文

黃帝問岐伯說：「鍼刺的法則，必須先研究病人的精神狀態。因為血、脈、營、氣、精、神，這都是五臟所藏的。若其失常，離開所藏之臟，五臟精氣走失，魂魄飛揚了，志意也煩亂了，智慧和思考能力都離開了自身。為甚麼會這樣呢？是上天的懲罰呢，還是人為的過失呢？甚麼叫德、氣、生、精、神、魂、魄、心、意、志、思、智、慮？想聽聽其中的道理。」岐伯回答說：「天賦予我們人類的是德，地賦予我們人類的是氣，由於天德下流與地氣上交，陰陽相結合，使萬物化生成形，人才能生存。所以，人體生命的原始物質，叫精；陰陽兩精相結合產生的生命活動，叫神；隨著神的往來活動而出現的知覺機能，叫魂；跟精氣一起出入而產生的運動機能，叫魄；可以接受外來事物並對此進行反應的的，叫心；心裏有所憶念而萌生意念，叫意；意念形成後，堅定不移，並付諸行動便是志；根據認識而反覆思考研究事物的變化，這一過程叫思；深思遠慮，預測未來，叫慮；因思慮而能定出相應的處理事物方法，叫智。」

賞析與點評

一、關於「神」的含義：神的概念十分廣泛而豐富，就其內容來看，主要包括以下三個方面。其一，神指自然界事物的運動變化及規律：萬事萬物都無時無刻不處於運動變化之中，其運動變化及其規律性，均可以用「神」來概括。其二，神是對人體生命活動及現象的高度概括。

其三，神指人的精神、意識、思維、情志活動，也就是狹義上的神。

二、「凡刺之法，先必本於神」的診治原則：神是生命活動的主宰及集中體現，鍼刺及其他治法的使用，都必須在充分調動和發揮神氣作用的前提下，才能取得最佳治療效果。本文雖言鍼刺，但實則包含藥物、推拿等治法在內。

「故智者之養生也，必順四時而適寒暑，和喜怒而安居處，節陰陽而調剛柔，如是則僻邪不至，長生久視[1]。」

註釋

1 長生久視：是壽命延長，不易衰老之意。

譯文

「因此，智者養生必定順著四時來適應寒暑的氣候，調和喜怒而安定起居，節制房事，調和剛柔。這樣，虛邪賊風就不能侵襲人體，自然可以延壽，不易衰老了。」

「是故怵惕思慮者則傷神[1]，神傷則恐懼，流淫而不止。因悲哀動中者，竭絕而失生。喜樂者，神憚散而不藏[2]。愁憂者，氣閉塞而不行。盛怒者，迷惑而不治。

「恐懼者，神蕩憚而不收。」

譯文　「所以過分的恐懼憂思，就會損傷心神，損傷心神就恐懼，使陰精流失不止。悲哀過度傷了內臟，會使氣機竭絕，喪失生命。喜樂過度，會致喜極氣渙散不能收藏。愁憂過度，就會使氣機閉塞，不能暢行。大怒，就會使神志昏迷，不能正常處理事務。恐懼過度，就會由於精神動盪而精氣不能收斂。」

註釋　1 怵（chù）惕：恐懼的樣子。2 神憚（dàn）散而不藏：意謂神氣耗散而不能歸藏於心。

「心，怵惕思慮則傷神，神傷則恐懼自失，破䐃脫肉，毛悴色夭，死於冬。」

譯文　心過度恐懼憂思，就會傷神，神傷，就會時時恐懼不能自控，時間久了，肌肉消瘦，毛髮憔悴，面色异常，死在冬季。」

「脾，愁憂而不解則傷意，意傷則悗亂[1]，四支不舉，毛悴色夭，死於春。」

註釋　1 悗（mán）：悶也。胸膈苦悶。亂：煩亂。

譯文　「脾過度憂愁不能解除，就會傷意。意傷，就會苦悶煩亂，手足乏力，不能抬起來，進而毛髮憔悴，面色异常，死在春季。」

「肝，悲哀動中則傷魂，魂傷則狂忘不精，不精則不正，當人陰縮而攣筋，兩脅骨不舉，毛悴色夭，死於秋。」

譯文　「肝過度悲哀影響內臟，就會傷魂，魂傷，會出現精神紊亂症狀，導致肝臟失去藏血作用，使人陰器萎縮，筋脈攣急，兩脅不能舒張，進而毛髮憔悴，面色异常，死在秋季。」

「肺，喜樂無極則傷魄，魄傷則狂，狂者意不存人，皮革焦，毛悴色夭，死於夏。」

譯文　「肺過度喜樂，就會傷魄，魄傷，會形成狂病，狂者思維混亂，不識舊人，皮膚枯槁，進而毛髮憔悴，面色异常，死在夏季。」

「腎，盛怒而不止則傷志，志傷則喜忘其前言，腰脊不可以俛仰屈伸，毛悴色夭，死於季夏。」

譯文　「腎大怒不能遏止，就會傷志，志傷，就容易忘記自己說過的話，腰脊不能隨意俯仰，進而毛髮憔悴，面色异常，死在季夏。」

「恐懼而不解則傷精，精傷則骨痠痿厥，精時自下。是故五藏主藏精者也，不可傷，傷則失守而陰虛，陰虛則無氣，無氣則死矣。是故用鍼者，察觀病人之態，以知精神魂魄之存亡，得失之意，五者以傷，鍼不可以治之也。」

譯文　「過度恐懼而解除不了，就會傷精，精傷，就會發生骨節痠痛和痿厥，並常有遺精。所以五臟是主藏精氣的，不可被損傷；傷了，就會使精氣失守，形成陰虛，陰虛則陽氣的化源斷絕，離死就不遠了。所以運用鍼刺的人，必定要觀察病人的形態，以了解他的精、神、魂、魄等精神活動的旺盛或衰亡，如果五臟精氣已經損傷，就不能用鍼刺治療了。」

「肝藏血，血舍魂[1]。肝氣虛則恐，實則怒。脾藏營，營舍意。脾氣虛則四肢不用，五藏不安，實則腹脹，經溲不利[2]。心藏脈，脈舍神。心氣虛則悲，實則笑不休。肺藏氣，氣舍魄。肺氣虛，則鼻塞不利，少氣；實則喘喝，胸盈仰息。腎藏精，精舍志，腎氣虛則厥，實則脹，五藏不安。必審五藏之病形，以知其氣之虛實，謹而調之也。」

註釋

1 血舍魂：魂的活動憑依於肝血充足才能維持。2 經溲不利：大小便不利。

譯文

「肝藏血，魂依附血液。肝氣虛，會恐懼；肝氣盛，容易發怒。脾藏營，意念依附營氣。脾氣虛，會使四肢運動無力，五臟不能調和；脾氣壅實，會使腹部脹滿，大小便不利。心藏神，神寄附在血脈。心氣虛，會悲傷；心氣太盛，會笑而不止。肺藏氣，魄依附在肺氣。肺氣虛，會感到鼻塞，呼吸不利，氣短；肺氣壅實，會大喘，胸滿，甚至仰面而喘。腎藏精，意志依附精氣。腎氣虛，會手足厥冷，腎有實邪，會腹脹，並連及五臟不能安和。因此說：治病必須審察五臟病的症狀，以了解元氣虛實，從而謹慎地加以調治。」

賞析與點評

一、七情雖產生於五臟，但七情太過或持續不解又會導致五臟功能失調、氣機紊亂，產生不同的情志症狀和形體症狀。其致病特點與規律有以下三點。其一，五志首先傷心，表現出心功能失調的病證。其二，五志自傷本臟：喜傷心，怒傷肝，悲憂傷肺，思慮傷脾，驚恐傷腎。其三，五志互傷它臟：多為本臟不虛而它臟先虛所致。

二、五臟與精氣神的藏、舍關係：神是在臟腑精氣的基礎上產生的，精氣充養臟腑、組織、器官等形體便產生了神的活動。因此，精、氣、神是構成生命活動的三大要素。精氣化生於臟腑，藏於五臟，所以神與五臟的關係尤為密切、分屬於五臟，故五臟又有「五神臟」之稱。神與五臟的配屬關係，即本篇所言：「肝藏血，血舍魂」；「脾藏營，營舍意」；「心藏脈，脈舍神」；「肺藏氣，氣舍魄」；「腎藏精，精舍志」。這種理論反映了《內經》整體觀思想，它與「心主神」共同構成了《內經》臟腑與神志關係的主要理論。

經脈第十

本篇導讀——

「經」即徑也，猶言路徑；「脈」是流通氣血之道路。經脈，是人體中重要的組織系統。經脈系統，包括了經脈和絡脈兩個內容，經和絡是相對而言的，經為主幹，而絡是經的分枝。本篇雖然討論了十二經脈和十五絡脈的生理、病理、診斷與治療，但仍以「經脈」名篇。正如《靈樞注證發微・卷二》云：「此篇言十二經之脈，故以經脈名篇……凡《內經》全書之經絡，皆自此而推之耳。」

本篇以討論經絡的循行部位為主，同時也論及了經絡的生理、疾病、診斷以及治療等問題，是《內經》論述經絡最完整、系統的一篇。經脈內屬臟腑，所以在病理情況下，疾病的表現基本上與經脈的分佈走向和所相關的臟腑功能失調相一致。所以它可以分析疾病的淺深，在何經、何臟、何腑，從而為確定治療，提供可靠的依據。

雷公問於黃帝曰：「《禁脈》[1]之言，凡刺之理，經脈為始。營其所行，制其度量。內次五藏，外別六府。願盡聞其道。」黃帝曰：「人始生，先成精，精成而腦髓生；骨為幹，脈為營[2]，筋為剛，肉為牆；皮膚堅而毛髮長。穀入於胃，脈道以通，血氣乃行。」雷公曰：「願卒聞經脈之始生。」黃帝曰：「經脈者，所以能決死生，處百病，調虛實，不可不通。」

註釋

1 禁脈：脈，服。禁服篇。2 脈為營：營，經營聯絡。

譯文

雷公問黃帝說：「《禁服》篇說過，鍼刺的道理，從研究經脈開始。揣度它的運行，知道它的長短，向內聯繫五臟，在外聯繫六腑。詳細地聽聽其中的道理。」黃帝說：「人最初生成，首先形成精，由精發育而生腦髓；此後就逐漸形成人體。以骨為支幹，以經脈作為營運氣血的通道，以堅勁的筋來約束骨骼，肌肉像牆一樣衛護機體；皮膚堅韌、毛發生長，人形即成。出生以後，水穀入胃，化生精微，脈道內外貫通，血氣在脈中運行不止。」雷公說：「我希望聽到經脈最初發生的情況。」黃帝說：「經脈的作用很重要，可以決斷死生，處理百病，察明虛實，作為醫生，不可不通曉。」

賞析與點評

本節提出了重要的中醫理論：經脈是人體氣血運行的通路，擔負著運行氣血，營養臟腑組織，溝通表裏內外等重要功能。以經脈為中心形成的經絡學説，是中醫學理論體系的重要組成部分，對於認識人體的生理、病理、診斷、治療等均具有十分重要的意義。經絡理論，可以普遍應用於臨牀各科，尤其是指導鍼灸治療，故經文反覆強調：「經脈者，所以能決死生，處百病，調虛實，不可不通。」

「肺手太陰之脈，起於中焦[1]，下絡大腸[2]，還循胃口[3]，上膈屬肺[4]。從肺系橫出腋下[5]，下循臑內[6]，行少陰心主之前，下肘中，循臂內，上骨下廉[7]，入寸口，上魚[8]，循魚際[9]，出大指之端；其支者，從腕後直出次指內廉，出其端。」

註釋

1 中焦：指中脘部位。2 絡：聯絡。凡縈繞於與本經相表裏的臟腑均稱絡。3 還：指經脈循行去而復回。胃口：指胃上口賁門與下口幽門。4 屬：隸屬。凡經脈連於其本經的臟腑均稱屬。5 肺系：指與肺連接的氣管、喉嚨等組織。6 臑（nào）：上臂。7 廉：邊緣。8 魚：手大指本節後掌側肌肉隆起處，形狀如魚，故名。9 魚際：「魚」

的邊緣為魚際。

譯文

「肺手太陰的經脈，從中焦脘部起始，下繞大腸，返回循著胃的上口，上膈膜，屬於肺。再從氣管橫走而出腋下，沿著上臂內側，行在手少陰與手厥陰兩經的前面，下至肘內，沿著臂的內側和掌後高骨下緣，入寸口，沿著魚際，出拇指尖端；它的支脈，從手腕後，直出食指尖端內側，與手陽明大腸經相接。」

「大腸手陽明之脈，起於大指次指之端，循指上廉，出合穀兩骨之間[1]，上入兩筋之中[2]，循臂上廉，入肘外廉，上臑外前廉，上肩，出　骨之前廉[3]，上出於柱骨之會上[4]，下入缺盆絡肺[5]，下膈屬大腸；其支者，從缺盆上頸貫頰，入下齒中，還出挾口，交人中，左之右，右之左，上挾鼻孔。」

註釋

1 兩骨之間：即第一、二掌骨之間，俗名虎口，又名合谷。2 兩筋之中：指手腕背側，拇長伸肌腱與拇短伸肌腱兩筋間陷中，有穴名叫陽溪。3 髃（yú）骨：為肩胛骨與鎖骨相連接的地方，即肩髃穴處。4 柱骨之會上：肩胛骨上，頸骨隆起處，即大椎穴處。因諸陽脈會於大椎，故稱會上。5 缺盆：即鎖骨窩。

譯文

「大腸手陽明的經脈，起始於食指尖端，沿食指上側，出合穀穴拇指、食指歧骨之間，上入腕上兩筋凹陷處，沿前臂上方，入肘外側，再沿上臂外側前緣，上肩，出肩端的前緣，上出於肩胛上，與諸陽經會合於大椎，向下入缺盆絡肺，下貫膈膜，會屬於大腸；它的支脈，從缺盆上走頸部，通過頰部，下入齒縫中，回轉過來繞至上唇，左右兩脈交會於人中，左脈向右，右脈向左，上行挾於鼻孔兩側，與足陽明胃經相接。」

「胃足陽明之脈，起於鼻之交頞中[1]，旁納太陽之脈[2]，下循鼻外，入上齒中，還出挾口，環脣，下交承漿，却循頤後下廉[3]，出大迎，循頰車，上耳前，過客主人，循髮際，至額顱[4]；其支者，從大迎前下人迎，循喉嚨，入缺盆，下膈，屬胃，絡脾；其直者，從缺盆下乳內廉，下挾臍，入氣街中[5]；其支者，起於胃口，下循腹裏，下至氣街中而合，以下髀關，抵伏兔，下膝臏中，下循脛外廉，下足跗，入中指內間；其支者，下廉三寸而別，下入中指外間；其支者，別跗上，入大指間，出其端。」

註釋

1 頞（è）：鼻樑。2 旁納：納，作約，約束。3 頤：在口角的外下方，腮的前下方。4 額顱：即前額骨部，在髮下眉上處。5 氣街：又叫「氣沖」。在少腹下方，毛際兩旁。

譯文

「胃足陽明的經脈，起於鼻孔兩旁的迎香穴，旁約足太陽的經脈，下沿鼻外側，入上齒縫中，回來環繞口脣，下交於承漿穴處，再沿腮下後方，出大迎穴，沿頰車穴，上至耳前，通過客主人穴，沿髮際，至額顱部；它的支脈，從大迎穴的前面，向下至人迎穴，沿喉嚨入缺盆，下貫膈膜，會於胃腑，與脾聯繫；它另有一支直行經脈，從缺盆下至乳房的內側，再向下挾臍，入毛際兩旁氣街部；另一支脈，起胃下口，下循腹裏，至氣街前與直行的經脈相合，循髀關穴，至伏兔部，下至膝蓋，沿脛骨前外側，下至足背，入中指內側；另一支脈，從膝下三寸處別行，下至足中指外側；它另一支脈，從足背面，進入足大指，直出大指尖端，與足太陰脾經相接。」

「脾足太陰之脈，起於大指之端，循指內側白肉際[1]，過核骨後[2]，上內踝前廉，上踹內[3]，循脛骨後，交出厥陰之前，上膝股內前廉，入腹，屬脾，絡胃，上膈，挾咽，連舌本[4]，散舌下；其支者，復從胃，別上膈，注心中。」

註釋 1 白肉際：又稱赤白肉際，是手足兩側陰陽介面的分界處。陽面赤色，陰面白色。2 核骨：是足大趾本節後內側凸出的圓骨。形如果核，故名。3 踹（chuǎn）：小腿腓腸肌。4 舌本：舌根。

譯文 「脾足太陰的經脈，起於足大指尖端，沿著大指內側白肉處，經過核骨，上行至內踝前面，再上小腿肚，沿脛骨後方，與厥陰肝經交叉出於其前，上行膝股內側前緣，入腹，屬脾、絡胃，上過膈膜，挾行咽喉部，連於舌根，並散佈於舌下；它的支脈，又從胃腑分出，別出上走膈，注入心中，與手少陰心經相接。」

「心手少陰之脈，起於心中，出屬心系[1]，下膈絡小腸；其支者，從心系上挾咽，繫目系[2]；其直者，復從心系却上肺，下出腋下，循臑內後廉，行手太陰心主之後，下肘內，循臂內後廉，抵掌後銳骨之端[3]，入掌內後廉，循小指之內出其端。」

註釋 1 心系：指心臟與其他臟器相聯繫的脈絡。2 目系：眼球內連於腦的脈絡。3 銳骨：指掌後小指側的高骨。

譯文

「心手少陰的經脈，起於心中，出屬於心的脈絡，下貫膈膜，聯絡小腸；它的支脈，從心系上行，挾於咽喉，關聯到目珠連於腦的脈絡；它另有直行的經脈，又從心的脈絡上行於肺部，向下橫出腋下，再向下沿上臂內側的後緣，行於手太陰肺經和手厥陰心包絡經的後面，下行肘內，沿著前臂內側的後緣，到掌後小指側高骨的尖端，入掌內後側，沿著小指的內側至指端。」

「小腸手太陽之脈，起於小指之端，循手外側上腕，出踝中[1]，直上循臂骨下廉，出肘內側兩筋之間，上循臑外後廉，出肩解[2]，繞肩胛，交肩上，入缺盆絡心，循咽下膈，抵胃屬小腸；其支者，從缺盆循頸上頰，至目銳眥[3]，卻入耳中；其支者，別頰上　抵鼻[4]，至目內眥[5]，斜絡於顴。」

註釋

1 踝：此處指手腕後方小指側的高骨。2 肩解：即肩後骨縫。3 目銳眥（zì）：眼外角。4 䪼（zhuō）：眼眶的下方，包括顴骨內連及上牙牀的部位。5 目內眥：眼內角。

譯文

「小腸手太陽的經脈，起於手小指尖端，循行手外側，上入腕部，出小指側的高骨，直上沿前臂骨的下緣，出肘內側兩筋之間，再向上沿上臂外側後緣，出肩後骨縫，繞行肩胛部，交於肩上，入缺盆，聯絡心臟。再沿咽部下穿橫膈膜，至胃，下屬於小腸；它的支脈，從缺盆沿頭頸上抵頰部，至眼外角，入耳中；另有支脈，從頰部上眼眶下，至鼻，再至眼內角。斜行絡於顴骨部，與足太陽經相接。」

「膀胱足太陽之脈，起於目內眥，上額交巔[1]；其支者，從巔至耳上角[2]；其直者，從巔入絡腦，還出別下項，循肩髆[3]，內挾脊，抵腰中，入循膂[4]，絡腎，屬膀胱；其支者，從腰中下挾脊貫臀，入膕中；其支者，從髆內左右，別下貫胛，挾脊，內過髀樞[5]，循髀外，從後廉下合膕中，以下貫踹內，出外踝之後，循京骨[6]，至小指外側。」

註釋

1 巔：指頭頂正中最高點，即百會穴處。2 耳上角：即耳廓的上部。3 肩髆：即肩胛骨。4 膂（lǚ）：挾脊兩旁的肌肉。5 髀（bì）樞：指股骨上端的關節，即環跳穴處。為髀骨所嵌入的地方，有轉樞作用，故稱髀樞。6 京骨：足外側小趾本節後突出的半圓骨，又穴名。

譯文

「膀胱足太陽的經脈，起於眼內角，向上過額部，交會於頭頂之上；它的支脈，從頭頂至耳上角；它的直行經脈，從頭頂入絡於腦，還出，另下行過項，沿肩胛骨內側，夾脊椎兩旁，直至腰部，沿脊肉深入，聯繫腎臟，會屬膀胱；另有支脈，從腰中，下挾脊，通過臀部，直入膝膕窩中；又有直脈，從左右肩胛骨內側，另向下行，貫穿肩胛，挾行脊內，過髀樞部，沿大腿外側後緣，向下行合於膝膕窩內，又向下通過小腿肚，出外踝骨的後邊，沿著京骨，至小指外側尖端，與足少陰腎經相接。」

「腎足少陰之脈，起於小指之下，邪走足心[1]，出於然穀之下[2]，循內踝之後，別入跟中，以上踹內，出膕內廉，上股內後廉，貫脊，屬腎，絡膀胱；其直者，從腎上貫肝膈，入肺中，循喉嚨，挾舌本；其支者，從肺出絡心，注胸中。」

註釋

1 邪：通「斜」。2 然谷：足舟骨，位於內踝前大骨下陷中。穴名，然骨。

譯文

「腎足少陰的經脈，起於足小指之下，斜向足掌心，出於然穀穴之下，沿著內踝骨的後方，另入足跟，向上循小腿肚內側，出膕內側，上行股部內側後緣，貫脊，與膀胱聯繫；其直行的經脈，從腎臟向上經過肝和橫膈膜，進入肺臟，沿著喉嚨，歸結於舌根；它的支脈，從肺聯繫心臟，注於胸中，與手厥陰心包經相接。」

「心主手厥陰心包絡之脈，起於胸中，出屬心包絡，下膈，歷絡三焦[1]；其支者，循胸出脅，下腋三寸，上抵腋，下循臑內[2]，行太陰少陰之間，入肘中，下臂，行兩筋之間，入掌中，循中指出其端；其支者，別掌中，循小指次指出其端。」

註釋

1 歷絡三焦：自胸至腹依次聯絡上中下三焦。歷，順次經歷之義。2 臑（nào）：上臂。

譯文

「心主手厥陰心包絡的經脈，起於胸中，出屬於心包絡，下穿膈膜，依次地聯繫胸腹的上中下三焦；它的支脈，循行胸中橫出脅下，當腋縫下三寸處，又向上行至腋，沿上臂內側，行於手太陰肺經與手少陰心經的中間，入肘中，下循臂，行掌後兩筋之間，入掌中，循中指，至指端；另有支脈，從掌中分出，沿無名指直達指端，與手少陽三焦經相接。」

「三焦手少陽之脈，起於小指次指之端，上出兩指之間，循手表腕[1]，出臂外兩骨之間，上貫肘，循臑外，上肩，而交出足少陽之後，入缺盆，布膻中，散落心包，下膈，循屬三焦；其支者，從膻中上出缺盆，上項，繫耳後直上，出耳上角，以屈下頰至　；其支者，從耳後入耳中，出走耳前，過客主人前，交頰，至目銳眥。」

註釋

1 手表腕：指手與腕的背面。

譯文

「三焦手少陽的經脈，起於無名指尖端，上出小指與無名指之間，沿著手背，出前臂外側兩骨的中間，向上穿過肘，沿上臂外側，上肩，而交出於足少陽膽經之後，入缺盆，分佈於膻中，散佈於心包，下過膈膜，屬於三焦；它的支脈，從膻中上出缺盆，上頸項，繫耳後，直上出耳上角，由此屈而下行額部，至眼眶下；另有支脈，從耳後進入耳中，再出走耳前，通過客主人穴的前方，與前支脈會於頰部，而至眼外角，與足少陽膽經相接。」

「膽足少陽之脈，起於目銳眥，上抵頭角，下耳後，循頸行手少陽之前，至肩上，卻交出手少陽之後，入缺盆；其支者，從耳後入耳中，出走耳前，至目銳眥後；其支者，別銳眥，下大迎，合於手少陽，抵於　下，加頰車，下頸合缺盆，以下胸中，貫膈絡肝，屬膽，循脅裏，出氣街，繞毛際[1]，橫入髀厭中[2]；其直者，從缺盆下腋，循胸過季脅，下合髀厭中以下，循髀陽[3]，出膝外廉，下外輔骨之前[4]，直下抵絕骨之端[5]，下出外踝之前，循足跗上，入小指次指之間；其支者，別跗上，入大指之間，循大指歧骨內出其端，還貫爪甲，出三毛[6]。」

註釋

1 毛際：恥骨部生陰毛之處。2 髀（bì）厭：就是髀樞，即環跳部。3 髀陽：大腿的外側。4 外輔骨：即腓骨。小腿骨有脛骨、腓骨兩支，脛骨為主，腓骨為輔，且在外側，故稱外輔骨。5 絕骨：在外踝直上三寸許腓骨的凹陷處。腓骨至此似乎絕斷，故稱絕骨。6 三毛：足大趾爪甲後生毛處。

譯文

「膽足少陽的經脈，起於眼外角，上至額角，向下繞至耳後，沿頸部，行於手少陽三焦經的前面，至肩上，又交叉到手少陽三焦經的後面，進入缺盆；它的支脈，從耳後入耳中，出走耳前，至眼外角後；另一支脈，從眼外角，下行至大迎穴附近，與手少陽三焦經相合，至眼眶下，向頰車，下頸，與前入缺盆的支脈相合，然後下行胸中，貫膈，絡肝，屬膽，沿著脅內，出少腹兩側的氣街，繞過陰毛際，橫入環跳部；它的直行經脈，從缺盆下走腋，沿胸部過季脅，與前支脈合於環跳部，再下沿髀部外側，出陽陵泉，下行於腓骨之前，直下抵陽輔穴，下出外踝之前，沿著足背，出足小指與第四指之間；它的另一支脈，由足背走向足大指間，沿著大指的骨縫，到它的尖端，又返回穿入爪甲，出三毛與足厥陰肝經相接。」

「肝足厥陰之脈，起於大指叢毛之際[1]，上循足跗上廉，去內踝一寸，上踝八寸，交出太陰之後，上膕內廉，循股陰入毛中，過陰器，抵小腹，挾胃屬肝絡膽，上貫膈，布脅肋，循喉嚨之後，上入頏顙，連目系，上出額，與督脈會於巔；其支者，從目系下頰裏，環脣內；其支者，復從肝別貫膈，上注肺。」

註釋

1 叢毛：即上文「三毛」。

譯文

「肝足厥陰的經脈，起於足大指叢毛上的大敦穴，沿著足背上側，至內踝前一寸處，向上至踝骨上八寸處，交叉於足太陰脾經的後方，上膕內緣，沿陰股，入陰毛中，環繞陰器，至小腹，夾行於胃的兩旁，屬肝，絡膽，上通膈膜，散佈於脅肋部，沿喉嚨的後側，入喉嚨的上孔，聯繫眼球深處的脈絡，與督脈會合於巔頂的百會，它的支脈，從眼球深處脈絡，向下行於頰部內側，環繞口脣之內；另一支脈，又從肝臟通過膈膜，上注於肺臟與手太陰肺經相接。」

「經脈十二者，伏行分肉之間，深而不見；其常見者，足太陰過於外踝之上，無所隱故也。諸脈之浮而常見者，皆絡脈也。六經絡手陽明少陽之大絡，起於五指間，上合肘中。飲酒者，衛氣先行皮膚，先充絡脈，絡脈先盛，故衛氣已平，營氣乃滿，而經脈大盛。脈之卒然動者，皆邪氣居之，留於本末；不動則熱，不堅則陷且空，不與眾同，是以知其何脈之動也。」

譯文

「十二經脈，隱伏在體內而行於分肉之間，其深不能看到；經常可以見到的，只是手太陰肺經在經過手外踝之上氣口部分，這是由於該處骨露皮淺無所隱蔽的緣故。其他各脈在淺表而經常可見到的，都是絡脈。在手足六經絡脈中，手陽明大腸經，手少陽三焦經的大絡，分別起於手五指之間，上合於肘中。飲酒的人，它的酒氣可以鼓動衛氣行於皮膚，充溢絡脈，使絡脈先滿盛。衛氣均平，營氣滿盛，那經脈也就充盛了。人的經脈突然充盛，都是邪氣侵襲於內，留在臟腑經脈裏，聚而不動，可以化熱。如浮絡不現堅實，就是病邪深入，經氣虛空，與一般經脈不同，就可以知道哪條經脈發病了。」

雷公曰：「何以知經脈之與絡脈異也？」黃帝曰：「經脈者常不可見也，其虛實也，以氣口知之，脈之見者，皆絡脈也。」雷公曰：「細子無以明其然也。」黃帝曰：「諸絡脈皆不能經大節之間，必行絕道而出入[1]，復合於皮中，其會皆見於外。故諸刺絡脈者，必刺其結上甚血者[2]。雖無結，急取之以寫其邪而出其血，留之發為痹也。凡診絡脈，脈色青則寒且痛，赤則有熱。胃中寒，手魚之絡多青矣；胃中有熱，魚際絡赤。其暴黑者，留久痹也；其有赤有黑有青者，寒熱氣也；其青短者，少氣也。凡刺寒熱者皆多血絡。必間日而一取之，血盡而止，乃調其虛實。其小而短者少氣，甚者寫之則悶，悶甚則仆，不得言。悶則急坐之也。」

註釋　1 絕道：指經脈不到的間道（偏僻的小路）。2 結上：絡脈有血液淤結之處。

譯文　雷公說：「怎樣能夠知道經脈和絡脈的不同呢？」黃帝說：「經脈在平常是看不到

的，它的虛實從氣口切脈可知。顯露在外的脈，都是絡脈。」雷公說：「我不明白這種區別？」黃帝說：「所有絡脈，都不能經過大關節之間，而行於經脈所不到之處，出入流注，再結合皮膚中的浮絡，共同會合而顯現在外面。所以鍼刺所有絡脈的病變，必須刺其聚結之處。若血聚過多，雖然沒有顯現淤結之絡，也應該急刺，瀉去病邪，放出淤血。如果淤血留內，會發為痹證。凡是察看絡脈：脈現青色，是寒邪凝滯並伴有疼痛；脈現赤色，是有熱。胃裏有寒，手魚際部的絡脈多現青色；胃裏有熱，魚際的絡脈會出現赤色。魚際絡脈出現黑色的，是日久不癒的痺病。如兼有赤、黑、青三色出現的，是寒熱錯雜的病變。如青色而短，屬於氣虛。凡是鍼刺或寒或熱的病證，都是多刺血絡。必須隔日一刺，把淤血瀉完為止。然後察明病證的虛實，如脈現青色而短，是氣衰的病人，過用瀉法，就會使病人感到心裏煩亂，煩亂極了，就會跌仆，不能說話。對於這種煩亂的病人，趕快扶他坐下，施行急救。」

營衛生會第十八

本篇導讀——

「營衛」指營氣和衛氣；「生會」即生成與會合。本篇主要是通過對營衛二氣的生成、運行與會合的的論述，闡明營氣和衛氣的生理作用、相互關係及其失常所出現的某些病證，故以此名篇。

本篇首論營衛的生成及其性質，提出營衛皆化生於水穀，其清者為營，濁者為衛，營行脈中，衛行脈外的理論，之後闡述營衛運行規律，營衛晝夜各運行周身五十度，夜半而大會；營衛運行直接影響著人之睡眠；營衛與血汗的關係；最後討論了三焦的劃分、功能及其與營衛氣血的生成、敷佈、轉化關係。

黃帝問於岐伯曰：「人焉受氣？陰陽焉會？何氣為營？何氣為衛？營安從生？衛於焉會？老壯不同氣，陰陽異位，願聞其會。」岐伯答曰：「人受氣於穀。穀入於胃，以傳於肺，五藏六府，皆以受氣。其清者為營，濁者為衛[1]。營在脈中，衛在脈外。營周不休，五十而復大會。陰陽相貫，如環無端。衛氣行於陰二十五度，行於陽二十五度，分為晝夜。故氣至陽而起，至陰而止。故曰：日中而陽氣隆，夜半而陰隴為重陰。故太陰主內，太陽主外。各行二十五度，分為晝夜。夜半為陰隴，夜半後而為陰衰，平旦陰盡，而陽受氣矣。日中為陽隴[2]，日西而陽衰。日入陽盡，而陰受氣矣。夜半而大會，萬民皆臥，命曰合陰[3]。平旦陰盡而陽受氣。如是無已，與天地同紀。」

註釋

1 其清者為營，濁者為衛：清濁是陰陽的代名詞。清者屬陰，濁者屬陽。2 隴：隆盛的意思。3 合陰：半夜子時，陰氣最盛，陽氣將生，營氣在內，衛氣也在內，營衛之氣交匯。

譯文

黃帝問岐伯說：「人的精氣來自哪裏？陰和陽在哪裏會合？甚麼叫營氣？甚麼叫衛氣？營衛之氣是從哪裏產生的？衛營之氣在哪裏會合？老年人和壯年人氣的盛衰不同，晝夜氣行的位置各異，我想聽聽生會的道理。」岐伯回答說：「人的精氣，來源於飲食。飲食入胃，它的精微就上傳給了肺，肺朝百脈，五臟六腑都因此接受了水穀精微的營養。其中清的稱為營氣，濁的稱為衛氣。營氣運行於脈中，衛氣運行於脈外。在周身運行不休，營衛各運行五十周次又會合。陰陽相互貫通，如循環一樣沒有終始。衛氣行於陰分二十五周次，又行於陽分二十五周次，晝夜各半。所以衛氣的循行，從屬陽的頭部起始，到手足陰經為止。所以說：衛氣行於陽經，中午陽氣最盛，稱為重陽；夜半行於陰經，陰氣最盛，稱為重陰。太陰主管人體內部，太陽主管人體外部，營衛在其中各運行二十五周次，以此來劃分晝夜。半夜是陰氣最盛的時候，夜半以後陰氣漸衰，黎明陰氣衰退而陽氣始起。中午陽氣最盛，日落而陽氣衰退。當日入黃昏，陽氣已盡而陰氣始起。到夜半，營衛之氣相會合，這時人們都入睡，這叫合陰。到黎明陰氣衰盡，而陽氣又繼起了。如此循行不止，和自然界日月運行的道理一致。」

賞析與點評

《內經》關於衛氣運行的記載，歸納起來有三個方面：一是營行脈中，衛行脈外，二者並行。二是本篇所述，晝行於陽，夜行於陰，各二十五周。三是衛行脈外，散行於肌肉、皮膚、胸腹、臟腑。衛氣的三種運行途徑：第一是基本方式；第二、第三種是調節方式。體現了它分佈廣泛，運行迅速，應激能力强的特點，是完成溫煦、衞外等功能的前提和基礎。

黄帝曰：「老人之不夜瞑者，何氣使然？少壯之人不晝瞑者，何氣使然？」岐伯答曰：「壯者之氣血盛，其肌肉滑，氣道通，營衞之行，不失其常，故晝精而夜瞑[1]。老者之氣血衰，其肌肉枯，氣道澀，五藏之氣相搏，其營氣衰少而衞氣內伐[2]，故晝不精，夜不瞑。」

註釋

1 晝精而夜瞑：精，此指神清氣爽，精神飽滿。瞑，通眠。2 伐：爭也，擾也。

譯文

黄帝說：「老人往往夜裏入睡困難，是甚麼氣使他這樣呢？青壯人白天往往不睡覺，是甚麼氣使他這樣呢？」岐伯回答說：「壯年人的氣血充盛，肌肉滑潤，氣道通暢，營氣衞氣的運行不失常規，所以白天神氣清爽，夜裏睡得香。老人的氣血衰退，肌肉消瘦，氣道澀滯，五臟之氣損耗，營氣衰少，衞氣內擾，導致白天神不清爽，夜裏也睡不實。」

賞析與點評

「故氣至陽而起，至陰而止。」人體正常睡眠的條件是氣血盛，營衞強，氣血運行之道通暢，營衞能夠正常運行而陰陽相交。老人晝不精、夜不瞑，是因為其氣血衰，其肌肉枯，氣道澀，五臟之氣相搏，其營氣衰少而衞氣內伐；而少壯之人晝精而夜瞑，則是因為其氣血盛，其肌肉滑，氣道通，營衞之行，不失其常。這就是營衞與寤寐的關係。若衞氣不能入於陰分與營氣相交，導致陽分之氣盛而陰分之氣虛，這是造成失眠的重要機理。由此推之，凡外感、內傷等因素，一旦擾亂了營衞的正常運行，均有可能導致失眠或嗜睡等證。臨牀上，對於睡眠失常的病證，辨證運用調和營衞之法。如《內經》用半夏秫米湯治失眠，《金匱要略》用桂枝龍骨牡蠣湯治失眠，皆與調和營衞之法有關。

黃帝曰：「願聞營衞之所行，皆何道從來？」岐伯答曰：「營出於中焦，衞出於下焦。」黃帝曰：「願聞三焦之所出。」岐伯答曰：「上焦出於胃上口，並咽以上，貫膈而佈胸中，走腋，循太陰之分而行，還至陽明，上至舌，下足陽明。常與營俱行於陽二十五度，行於陰亦二十五度，一周也。故五十度而復大會於手太陰矣。」黃帝曰：「人有熱，飲食下胃，其氣未定，汗則出，或出於面，或出於背，或出於身半，其不循衛氣之道而出，何也？」岐伯曰：「此外傷於風，內開腠理，毛蒸理泄[1]，衛氣走之，固不得循其道[2]。此氣慓悍滑疾，見開而出，故不得從其道，故命曰漏泄。」

註釋

1 毛蒸理泄：皮毛為風熱之邪所蒸而腠理開泄汗出。2 固不得循其道：毛蒸理泄，衛氣見開而出，不循衛氣之道。

譯文

黃帝說：「我希望聽到營、衛二氣的運行，都是從哪裏發出來的？」岐伯回答說：「營氣發於中焦，衛氣發於上焦。」黃帝說：「希望聽一下發於三焦所出的情況。」岐伯回答說：「上焦之氣從胃上口發出，並食道上行，穿過膈膜，散佈胸中，橫走腋下，沿手太陰肺經下行，返回到手陽明大腸經，上行至舌，又下流注於足陽明胃經，衛氣與營氣一樣都是運行於陽分二十五周，運行於陰分二十五周，這就是晝夜一周的循環。所以衛氣五十周次行遍全身，再與營氣大會於手太陰肺經。」黃帝說：「人在有熱時，飲食剛入胃，其精微之氣還未化成，汗就先出來了。或出於面，或出於背，或出於半身，並不沿著衛氣運行的道路而出，是甚麼道理呢？」岐伯說：「這是為風邪所傷，以致腠理疏鬆，皮毛為風熱所蒸，腠理開泄，衛氣行至肌表疏鬆的地方，見開而出，不沿著它的流行道路走了。衛氣的性質慓悍滑利，見到開泄的地方就走，所以不能從它正常運行之道而出，這叫漏泄。」

黃帝曰：「願聞中焦之所出。」岐伯答曰：「中焦亦並胃中，出上焦之後。此所受氣者，泌糟粕，蒸津液，化其精微，上注於肺脈，乃化而為血。以奉生身，莫貴於此。故獨得行於經隧，命曰營氣。」黃帝曰：「夫血之與氣，異名同類，何謂也？」岐伯答曰：「營衛者，精氣也；血者，神氣也。故血之與氣，異名同類焉。故奪血者無汗，奪汗者無血。故人生有兩死，而無兩生[1]。」

註釋

1 奪血者無汗，奪汗者無血。故人生有兩死，而無兩生：人體奪血會致死亡，奪汗也會致死亡，所以說「有兩死」。血與汗兩者缺一則不能生，所以說「無兩生」。

譯文

黃帝說：「想聽到中焦的出處？」岐伯回答說：「中焦的部位與胃並列，在上焦之後。這裏主化生水穀之味，泌去糟粕，蒸騰津液，化生精微，向上傳注於肺脈，再變化而赤為血液。用它奉養周身，沒有比它更寶貴的了。所以獨能行於經脈之內，叫做營。」黃帝說：「血和氣，名稱雖不一樣，而其實卻是同類，這是為甚麼？」岐伯回答說：「營和衛都是水穀精氣化成；血是精氣化生的最寶貴物質，稱為『神氣。因此血和氣，名雖不同，卻屬於同類。凡失血過多的人，臨證不可發其汗；出汗過多的人，其血亦少，臨證不可刺絡放血。所以說人體既奪血又奪汗者預後不良，血與汗只缺一則能生存。」

賞析與點評

「血汗同源」，血足則津充而汗源充足，血虛則津少而汗源不充，為了避免「虛虛」之誡，所以原文強調「奪血者無汗，奪汗者無血。」其意是說大失血者，其津液已傷，不宜再發其汗；大汗傷津液者，其血液已傷，不宜再傷其血。臨牀上，對於大失血又有外感的病人，不可大發其汗，如《傷寒論》有「衄家不可汗」「亡血家不可汗」之告誡。對於大出汗而又瘀血實邪之人，則應避免再傷其血，如妄用活血化瘀、刺絡出血等法。因特殊情況而非用不可者，則當輔以補血或益津之法。如對大失血而兼外感者，治宜養血益津，兼以發汗；對大出汗而兼血瘀者，治宜補血益津，兼以化瘀。

黃帝曰：「願聞下焦之所出。」岐伯答曰：「下焦者，別迴腸[1]，注於膀胱，而滲入焉。故水穀者，常並居於胃中，成糟粕而俱下於大腸，而成下焦。滲而俱下，

濟泌別汁，循下焦而滲入膀胱焉。」黃帝曰：「人飲酒，酒亦入胃，穀未熟而小便獨先下，何也？」岐伯答曰：「酒者，熟穀之液也，其氣悍以清，故後穀而入，先穀而液出焉。」黃帝曰：「善。余聞上焦如霧，中焦如漚，下焦如瀆，此之謂也。」

註釋

1 別迴腸：別，別出；回腸，小腸的下段。

譯文

黃帝說：「我想聽下焦的出處？」岐伯回答說：「下焦可另將糟粕輸送到迴腸，又將水液滲透注入膀胱。所以水穀飲食，常並存在胃中，經過消化，形成了糟粕，向下輸送到大腸，成為下焦的主要功能。至於水液，也都是向下滲灌，排去其水，保留清液，其中濁穢部分，就沿著下焦而滲入膀胱。」黃帝說：「人喝酒，酒入胃中，穀物還未腐熟，而酒液先從小便排泄，這是甚麼緣故？」岐伯回答說：「酒是穀類發酵而釀成的熟穀之液，其氣慓悍清純，所以比食物後入，反比食物先從小便排出。」黃帝說：「很好。我聽說，三焦的功能，上焦像霧一樣，中焦像漚物池一樣，下焦像水溝一樣。」

海論第三十三

本篇導讀——

「海」是百川匯聚之所，又是生物賴以生存的水分之源。本篇以自然界之東西南北四海為比喻，說明胃、沖脈、膻中、腦四者是水穀、血、氣、髓匯聚之處，在生命活動中有重要的作用，並分述其生理、病理、症狀及治療原則，所以篇名為「海論」。

本篇先論人有四海，以應自然界之四海，喻示其在生命活動中的重要地位。後論四海輸穴的部位及名稱、四海逆順、有餘不足的病變及治療原則。

黃帝問於岐伯曰：「余聞刺法於夫子，夫子之所言，不離於營衛血氣。夫十二經脈者，內屬於府藏，外絡於肢節，夫子乃合之於四海乎？」岐伯答曰：「人亦有四海、十二經水[1]。經水者，皆注於海，海有東西南北，命曰四海。」黃帝曰：「以人應之奈何？」岐伯曰：「人有髓海，有血海，有氣海，有水穀之海，凡此四者，以應四海也。」

註釋

1 四海：古人認為海為江河之水匯聚之處，海有四。人身髓、氣、血以及飲食物也有其所匯聚之處，故比稱為「四海」。

譯文

黃帝問岐伯說：「我聽夫子您講過刺法，您所講的離不開營衛氣血。十二經脈，在內連屬於五臟六腑，在外網絡於四肢關節，怎麼把它和四海相配合呢？」岐伯回答說：「人體也有四海、十二經水。十二經水的流行，都從四方匯合注入大海，海有東西南北，叫四海。」黃帝說：「人體怎樣和四海相應呢？」岐伯說：「人體有髓海，有血海，有氣海，有水液和穀物之海，以上四者，和四海相應。」

黃帝曰：「遠乎哉！夫子之合人天地四海也。願聞應之奈何？」岐伯答曰：

「必先明知陰陽表裏滎輸所在[1]，四海定矣。」

註釋

1 滎輸：十二經脈的滎穴和輸穴。

譯文

黃帝說：「講得真深遠啊！先生把人體和天地四海配合起來了。我想再聽聽它們是怎樣相應的？」岐伯說：必先明確知道經脈的陰陽表裏滎滎穴和輸穴的部位，就可以確定髓、血、氣、水穀這四海了。」

黃帝曰：「定之奈何？」岐伯曰：「胃者，水穀之海[1]，其輸上在氣街，下至三里；沖脈者，為十二經之海[2]，其輸上在於大杼，下出於巨虛之上下廉；膻中者，為氣之海[3]，其輸上在於柱骨之上下[4]，前在於人迎；腦為髓之海，其輸上在於其蓋[5]，下在風府。」

註釋

1「胃者」兩句：胃能容納水穀飲食物，故稱「水穀之海」。水穀為五臟六腑所需營養物質的根本來源，因此又稱胃（陽明）為五臟六腑之海。2「沖脈」兩句：即上文所說的「血海」。3 膻中：此指胸中部位。4 柱骨之上下：指項後的啞門與大椎二穴。

柱骨：亦稱「天柱骨」，指全部頸椎。5 蓋：指腦蓋骨。

譯文

黃帝說：「究竟是怎樣確定呢？」岐伯說：「胃是水穀之海，它的輸注要穴，上在氣沖，下在三里穴；沖脈是十二經之海，也就是血海，它的輸注要穴，上在大杼，下在上巨虛和下巨虛穴；膻中是氣海，它的輸注要穴，在柱骨上的瘂門、柱骨下的大椎，前在人迎穴；腦是髓海，它的輸注要穴，上在百會，下在風府穴。」

賞析與點評

「胃為水穀之海」：其意是強調胃有受納水穀，化生精微，滋養人體五臟六腑之功，說明人之精氣血津液等均由胃之水穀而化，胃在人體生命活動中有重要的意義。「沖脈為血之海」：沖脈為奇經之一，上至於頭，下至於足，貫穿全身，成為氣血的要衝。沖脈在循行過程中與諸經有廣泛的聯繫與交會，並蓄足少陰腎經、足陽明胃經之經氣，而腎與胃，是精血所生、所藏之臟，故沖脈不僅藏血最盛，也可以將所藏之血滲灌臟腑諸經，故稱之為血海、十二經之海。「膻中為氣之海」：這裏的膻中指胸中，與肺關係密切。《靈樞・五味》說：「其大氣之摶而不行者，積於胸中，命曰氣海，出於肺，循喉咽，故呼則出，吸則入」。《靈樞・邪客》說：「宗氣積於胸中，出於喉嚨，以貫心脈，而行呼吸焉」。宗氣是肺吸入的自然界清氣與脾胃化生的水穀精氣結合於胸中而成，它上走息道以司呼吸，下貫血脈以行氣血，正是由於宗氣對人體生命十分重要而積於胸中，故稱膻中為氣之海。

「腦為髓之海」：《素問・五藏生成》說：「諸髓者，皆屬於腦」。腎主藏精，精化髓，髓充於骨腔之中，通過脊髓，向上匯聚於腦。腦髓來源於先天，補充於後天，腦髓的盈虧可以影響人體的肢體活動、耳目的聰明、以及精神、思維、意識的活動，正如本篇所云：「髓海有餘，則輕勁多力，自過其度；髓海不足，則腦轉耳鳴，脛痠眩冒，目無所見，懈怠安臥」。腦在人體是一個極為重要的器官，與生命活動有重要關係，故本篇把它作為四海之一。

黃帝曰：「凡此四海者，何利何害？何生何敗？」岐伯曰：「得順者生，得逆者敗；知調者利，不知調者害。」

譯文

黃帝說：「關於人身的四海，怎樣會有益？怎樣會有害？怎樣會生機旺盛？怎樣會衰退？」岐伯說：「人身的四海順乎生理規律的就生機旺盛，反之就會衰退；懂得調養四海的就有益於身體，否則就有害。」

黃帝曰：「四海之逆順奈何[1]？」岐伯曰：「氣海有餘者，氣滿胸中，悗息面赤；氣海不足，則氣少不足以言。血海有餘，則常想其身大，怫然不知其所病[2]；血海不足，亦常想其身小，狹然不知其所病[3]。水穀之海有餘，則腹滿；水穀之海不足，則飢不受穀食。髓海有餘，則輕勁多力，自過其度[4]；髓海不足，則腦轉耳鳴，脛痠眩冒，目無所見，懈怠安臥。」

註釋

1 逆順：保持正常，或雖有病而趨向好轉者為順；發生病變，甚至逐漸惡化的為逆。2 怫（fú）然：怫鬱，重滯壅鬱之貌。3 狹然：狹小的樣子。4 自過其度：髓海有餘，較平素身輕而勁，健康無病。

譯文

黃帝說：「四海的逆順情況怎樣呢？」岐伯說：「氣海有餘，是邪氣盛，就會氣滿胸中，呼吸急促，面赤；氣海不足，就會氣短，說話無力。血海有餘，因為血多脈盛，就會想象身體似大起來，雖然心情怫鬱，重滯壅鬱而說不出病來；血海不足，就會經常感覺身體輕小，雖然心情不舒，也說不出病來。水穀之海有餘，就會腹部脹滿；水穀之海不足，就會覺得飢餓但不想吃東西。髓海有餘，就會使身體輕勁多力，耐勞超過平素；髓海不足，就會腦似旋轉，耳鳴，小腿發痠，眩暈，眼睛看不見東西，懈怠，嗜睡。」

黃帝曰：「余已聞逆順，調之奈何？」岐伯曰：「審守其輸[1]，而調其虛實，無犯其害。順者得復，逆者必敗。」黃帝曰：「善。」

註釋

1 審守其輸：審察和掌握四海所流注部位的輸穴。

譯文

黃帝説：「我已聽到四海逆順的情況，怎樣調治呢？」岐伯説：「精確掌握那些與四海相通的上下輸穴，進行調治，依據虛則補之，實則瀉之的法則，不犯虛虛實實的錯誤。能這樣做，病人就會安康；否則，病人就會衰敗。」黃帝説：「説得好。」

逆順肥瘦第三十八

本篇導讀——

「逆順」指經脈循行走向及氣血上下運行；「肥瘦」言形體之肥壯與瘦小。明逆順，則可掌握病人的血脈情況而知其內；明肥瘦，則可了解病人的形體強弱而知其外，內外互察，方能根據病人的體質與病情而正確施治。由於本篇重點討論了經脈走向規律、氣血滑澀以及形體的肥瘦壯幼，並以此作為施治的依據，故以此名篇。

本篇舉人之肥瘦壯幼以及性情為例，闡明根據氣血強弱和清濁滑澀等不同生理特點而施治之理。十二經脈循行的走向規律。沖脈的循行及其生理特點。

黃帝問於岐伯曰：「余聞鍼道於夫子，眾多畢悉矣。夫子之道應若失，而據未有堅然者也。夫子之問學熟乎？將審察於物而心生之乎？」岐伯曰：「聖人之為道者，上合於天，下合於地，中合於人事。必有明法，以起度數、法式檢押[1]，乃後可傳焉。故匠人不能釋尺寸而意短長，廢繩墨而起平水也；工人不能置規而為圓，去矩而為方。知用此者，固自然之物，易用之教，逆順之常也。」

註釋

1 以起度數、法式檢押：立尺度長短，制法定規則。

譯文

黃帝問岐伯說：「聽夫子講鍼道，知道很多了。根據夫子的理論鍼刺，常常手到病除，從沒有堅不可除的病證。先生是向前輩的先生詢問繼承的呢？還是從審察事物中而發明的呢？」岐伯說：「聖人進行鍼刺的道理，對上合於天文，對下合於地理，於中合於社會人事。一定要有明確的法則，立尺度長短，制法定規則，然後才可傳於後世。所以匠人不能丟掉尺寸而妄揣短長，放棄繩墨而求平直；工人不能丟開規而去畫圓，去了矩而去畫方。知道運用這一法則的，是順應了自然的物理，是便於應用的教法，也就是衡量逆順的常規。」

賞析與點評

本段先以聖人為道有明法的道理，論治病講究規矩方圓，合於自然物理。次論治病之道法於自然，認為萬物之生化，不能以人力代替，四時之規律，亦不能隨意違背，從而提出「化不可代，時不可違」的治療思想。此語雖是鍼對「病去而瘠」的康復治法而言，但它的精神具有普遍意義。提示人們，各種治療方法，其作用主要是協助人體自身生化機能，從失調無序的病態轉向有序和諧的健康狀態，作用要點在於調節。這種治療思想為提高中醫治療水準、端正中醫科研思路提供了理論基礎。

黃帝曰：「聞自然奈何？」岐伯曰：「臨深決水，不用功力，而水可竭也；循掘決衝，而經可通也[1]。此言氣之滑澀，血之清濁，行之逆順也。」

註釋

1 循掘決衝，而經可通也：沿著深處窟穴來開要塞，使經絡通行之意。

譯文

黃帝說：「希望聽聽自然之道是怎樣的？」岐伯說：「到深河那裏放水，不用多大功力，就可以把水放完；從窟穴裏開地道，則經絡很容易開通。這是說人身的氣有滑有澀，血有清有濁，氣血的運行有逆有順。治療時應該順應其自然。」

黃帝曰：「願聞人之白黑肥瘦小長，各有數乎？」岐伯曰：「年質壯大，血氣充盈，膚革堅固，因加以邪。刺此者，深而留之，此肥人也[1]。廣肩腋項，肉薄厚皮而黑色，脣臨臨然[2]，其血黑以濁，其氣濇以遲。其為人也，貪於取與[3]。刺此者，深而留之，多益其數也。」

註釋

1 肥人：體型盛實，氣血充盈的壯年人。2 脣臨臨然：形容口脣肥厚下垂。3 貪於取與：貪圖便宜，追求利益。

譯文

黃帝說：「我希望聽聽人的白黑肥瘦小長，在鍼刺時，是否有不同呢？」岐伯說：「壯年而體質強壯的人，血氣充足旺盛，皮膚堅密，在感受病邪時，鍼刺這種人，應深刺、留鍼，這是刺肥壯人的標準。另有一種人，肩腋開闊，頸項肉薄、皮厚、色黑，脣厚，血色黑濁，氣行澀遲。這種人，貪圖便宜，追求利益。鍼刺應該深刺，留鍼，增加鍼刺的次數。」

黃帝曰：「刺瘦人奈何？」岐伯曰：「瘦人者，皮薄色少，肉廉廉然[1]，薄脣輕言。其血清氣滑，易脫於氣，易損於血。刺此者，淺而疾之。」

註釋　1 廉廉然：形容肌肉瘦薄。

譯文　黃帝說：「鍼刺瘦人用甚麼鍼法呢？」岐伯說：「瘦人皮薄顏色淡，肌肉消瘦，脣薄，語聲低。他的血清稀而氣滑利，像這樣，氣血容易虛脱、損耗。鍼刺時應該淺刺、急速出鍼。」

黃帝曰：「刺常人奈何？」岐伯曰：「視其白黑，各為調之。其端正敦厚者，其血氣和調，刺此者，無失常數也。」

譯文　黃帝說：「鍼刺普通人用甚麼鍼法呢？」岐伯說：「觀察他的膚色白黑，分別配合鍼刺深淺的標準。屬於端正純厚的人，它的血氣和調，鍼刺時依據正常的鍼法標準。」

黃帝曰：「刺壯士真骨者奈何？」岐伯曰：「刺壯士真骨[1]，堅肉緩節監監然[2]。此人重則氣濇血濁，刺此者，深而留之，多益其數。勁則氣滑血清，刺此者，淺

而疾之。」

註釋　1 真骨：堅固的骨骼。2 堅肉：結實的肌肉。緩節：筋骨堅強，關節舒緩。

譯文　黃帝說：「鍼刺壯士用甚麼鍼法呢？」岐伯說：「壯士骨骼堅固，肌肉豐厚，關節堅大。這樣的人，性情穩重的，氣澀血濁，鍼刺就當深刺、留鍼，並且增加鍼刺次數。而性情好動的，氣滑血清，鍼刺就當淺刺而急速出鍼。」

黃帝曰：「刺嬰兒奈何？」岐伯曰：「嬰兒者，其肉脆血少氣弱，刺此者，以毫鍼，淺刺而疾發鍼，日再可也。」

譯文　黃帝說：「鍼刺嬰兒用甚麼鍼法呢？」岐伯說：「嬰兒肉軟、血少、氣弱，鍼刺時用毫鍼，淺刺進鍼要快，一天鍼刺兩次就夠了。」

黃帝曰：「臨深決水，奈何？」岐伯曰：「血清氣濁，疾寫之，則氣竭焉。」

黃帝曰：「循掘決衝，奈何？」岐伯曰：「血濁氣濇，疾寫之，則經可通也。」

譯文

黃帝說：「臨深決水，運用於鍼刺上是怎樣的？」岐伯說：「血清氣濁的人，用疾瀉的鍼法，就會使真氣衰竭。」黃帝說：「循掘決衝，運用於鍼刺上是怎樣的？」岐伯答說：「血濁氣澀的人，用疾瀉的鍼法，會使真氣通暢。」

天年第五十四

本篇導讀——

「天年」即天賦之年，自然應有的壽命。因本篇論述了從出生到百歲這一段生命過程中生理上、體態上、性格上的變化，從而說明保養先天後天之精是延緩衰老以及攝生防病的重要環節。故以此名篇。

本篇闡述了人的胚胎生成、發育的過程及其機理，並以十年為階段，論述人出生到百歲的生命過程及各階段的生理特點。再論長壽的先天稟賦條件與特徵，提出了早衰的先後天因素及重視先後天互補的養生祕訣。

黃帝問於岐伯曰：「願聞人之始生，何氣築為基？何立而為楯？何失而死？何得而生？」岐伯曰：「以母為基，以父為楯[1]。失神者死，得神者生也。」黃帝曰：「何者為神？」岐伯曰：「血氣已和，榮衛已通，五藏已成，神氣舍心[2]，魂魄畢具，乃成為人。」

註釋

1 以母為基，以父為楯（shǔn）：人體胚胎的形成，全賴父精母血的結合而成。2 神氣舍心：即神氣舍藏於心。

譯文

黃帝問岐伯說：「人在生命開始的時候，是以甚麼為基礎？以甚麼作為外衛？失去甚麼就會死亡？得到甚麼才會生存呢？」岐伯說：「以母血為基礎，以父精為外衛。沒了神氣就會死亡，有了神氣才能生存。」黃帝說：「甚麼叫神呢？」岐伯說：「血氣已經和調，榮衛已經通暢，五臟已經形成，神氣舍藏於心，魂魄具備了，就成為人。」

賞析與點評

「以母為基，以父為楯」：人體胚胎的發生，是以母之陰血為基礎，以父精所化陽氣為護衛，陰陽交感，精氣相結合而成，這是中醫關於胚胎發生的理論。「失神者死，得神者生」：神在胚胎發生和發育中生成，即所謂先天之精化氣、氣生神，反過來又是胚胎發育和出生後生命活動的主宰，神的得失關乎生命存亡，而神的存在和盛衰，體現在包括精神、意識和思維在內的一切生命活動，如精神狀態、面部氣色、眼睛活動與視覺、脈象之中，故臨床可以通過各種診察方法判斷神的盛衰存亡。

黄帝曰：「人之壽夭各不同，或夭壽，或卒死，或病久，願聞其道。」岐伯曰：「五藏堅固，血脈和調。肌肉解利[1]，皮膚緻密。營衛之行，不失其常。呼吸微徐[2]，氣以度行。六府化穀，津液布揚。各如其常，故能長久。」

註釋

1 肌肉解利：形容肌肉之間，氣行滑順通利而沒有澀滯的現象。2 呼吸微徐：指氣息調勻，不粗不疾。

譯文

黃帝說：「人的壽命長短各不相同，有的命短，有的壽長，有的突然死亡，有的患病日久，希望聽聽其中的道理。」岐伯說：「五臟形質堅固，血脈和順協調。肌肉滑潤，皮膚細密。營衛之氣的運行，不背離常規。呼吸徐緩，經氣循度而行。六腑消化穀物，津液布散周身。以上各方面，都維持正常，壽命就能長久。」

黃帝曰：「人之壽百歲而死，何以致之？」岐伯曰：「使道隧以長[1]，基牆高以方[2]。通調營衛，三部三里起[3]。骨高肉滿，百歲乃得終。」

註釋

1 使道隧以長：人中溝深而且長，先天稟賦充足的意思。2 基牆高以方：有三說。一說指明堂。基牆高大方正，為長壽的表現。二說指面之地部為基，牆指蕃蔽而言。高以方，是指高厚方正的意思。三說指面部而言，骨胳為基，蕃蔽為墻。3 三部三里起：一說指面部的上、中、下三停。二說指身之上、中、下三部，三里指手足陽明之脈，皆起發而平等。

譯文

黃帝說：「人怎樣才能活到百歲才死呢？」岐伯說：「長壽者的鼻孔深而長，鼻的部位，高大方正。營衛循行暢通無阻，面部的三停高起而不平陷，骨骼高起，肌肉豐滿，這種健壯的形體，是能活到百歲的象徵。」

賞析與點評

本段論述長壽的先天稟賦條件與特徵：

先天稟賦强壯，是人長壽的基本條件之一，可以通過多方面觀察。一是臟腑發育良好、功能健全。五臟發育良好，則氣血得以化生，精神魂魄旺盛；六腑發育良好，則水穀化為精微，津液潤養全身；呼吸徵徐，是臟氣安定而神氣內守不外泄之徵，乃肺主治節良好的表現。二是經脈發育良好，榮衞氣血運行通利和調，循常不亂，則臟腑肢節得養。三是腠理緻密，抗邪能力強，可外避虛邪。長壽的先天稟賦特徵，則主要是觀察頭面發育狀態。頭面部骨肉血脈及五官狀態，是稟賦強弱、厚薄，先天發育是否良好的標誌。如：頭面部骨肉豐滿；人中深邃而長，說明稟賦強壯、先天發育良好，則生命活動有豐厚基礎，則得以長壽。

黃帝曰：「其氣之盛衰，以至其死，可得聞乎？」岐伯曰：「人生十歲，五藏始定，血氣已通，其氣在下，故好走[1]。二十歲，血氣始盛，肌肉方長，故好趨[2]。三十歲，五藏大定，肌肉堅固，血脈盛滿，故好步。四十歲，五藏六府十二經脈，皆大盛以平定。腠理始疏，榮華頹落，髮頗斑白，平盛不搖，故好坐。五十歲，肝氣始衰，肝葉始薄，膽汁始滅，目始不明。六十歲，心氣始衰，苦憂悲，血氣懈隋，故好臥。七十歲，脾氣虛，皮膚枯。八十歲，肺氣衰，魄離，故言善誤。九十歲，腎氣焦，四藏經脈空虛。百歲，五藏皆虛，神氣皆去，形骸獨居而終矣。」

註釋　1 好走：善動好跑。2 好趨：疾行曰趨。

譯文

黃帝說：「人的體氣盛衰，從幼年直到死亡，可以聽聽嗎？」岐伯說：「人生到十歲，五臟才開始健全，血氣已經通暢，這時的經氣，盛實在下肢，所以喜動好跑。到了二十歲，血氣開始旺盛，肌肉正在發育，所以喜快走。到了三十歲，五臟完全健全，肌肉堅固，血脈盛滿，所以喜歡緩行。到了四十歲，五臟六腑和十二經脈已發育很好，並且穩定。腠理開始稀疏，面部華色開始衰落，髮鬢斑白，經氣平定盛滿至極，精力已不十分充足，所以喜歡坐。到了五十，肝氣開始衰退，肝葉薄弱，膽汁逐漸減少，眼睛開始有視物不清的感覺。到了六十歲，心氣開始衰退，經常有憂慮悲傷之苦，氣血運行緩慢，所以喜歡躺臥。到了七十歲，脾氣虛弱皮膚乾枯。到了八十歲，肺氣衰退，魂魄離散，所以言語常常錯誤。到了九十歲，腎氣焦竭，肝、心、脾、肺四臟和經脈都空虛了。到了百歲，五臟都衰極，神氣也都無以依附內舍，這時，就僅留下形體空殼而死亡了。」

黃帝曰：「其不能終壽而死者，何如？」岐伯曰：「其五藏皆不堅，使道不長，空外以張[1]，喘息暴疾。又卑基牆薄，脈少血，其肉不石。數中風寒，血氣虛，脈不通。真邪相攻，亂而相引。故中壽而盡也。」

註釋

1 使道不長，空外以張：使道短淺，鼻孔外張。

譯文

黃帝說：「有人不能享盡天年就死了，是為甚麼？」岐伯說：「那是五臟不堅實，人中不深長，鼻孔向外張開，呼吸急速。鼻樑骨低，脈小血少，肌肉不堅實。屢受風寒，血氣虛弱，經脈不通。正邪相攻，體內血氣失常，引邪深入。所以中年就會死。」

賞析與點評

不能終壽而死的先天因素：一是稟賦薄弱，先天發育不良。主要是五臟發育不育，功能不健全，精氣神弱，特別是肺臟先天發育不良，失於治節，表現為呼吸急促，代謝過速，自耗精氣，促其消亡。二是氣血虛弱，不能營養臟腑組織，抗邪能力薄弱，邪氣易傷，耗損精氣，也是早夭的原因之一。其形貌特徵主要表現在頭面部。一是面部瘦薄，骨肉塌陷，鼻孔外翻，鼻道短淺。二是面部枯萎無神。

不能終壽而死的後天因素：後天調養是人壽夭得以實現的條件，若恃強妄為，逆於生樂，則竭精耗真，雖先天稟賦充足，僅能取中下壽。先天稟賦薄弱者，若能後天調養得當，亦可中壽；但若不能調養，甚或放縱嗜欲，反覆傷邪，無异對薄弱生命雪上加霜，必致短命夭折。因正難禦邪，正邪交爭，氣血紊亂，必致邪盛正衰而死。

通天第七十二

本篇導讀——

本篇根據稟賦不同、陰陽屬性差異，將人劃分為太陰、少陰、太陽、少陽、陰陽和平等五種不同類型，並分別描述了他們在意識、性格上的特徵，提出了因人施治的法則。認為人的體質，有陰陽氣血偏多偏少之分，他們的形態有不同，筋骨有強弱、氣血有盛衰，皆出於天然稟賦，故此篇以《通天》為名。

本篇首先提出人的體質性格可以劃分太陰、少陰、太陽、少陽、陰陽和平五種類型，並分別說明五種類型人的性情的特點。其次說明這五種類型人由於體質性格上的差異，其發病上有所不同，治療上應有所區別，因此，我們在臨牀上應引起重視。最後又分別說明陰陽五態之人在體態與行動表現上的特徵。

黃帝問於少師曰：「余嘗聞人有陰陽，何謂陰人，何謂陽人？」少師曰：「天地之間，六合之內，不離於五，人亦應之，非徒一陰一陽而已也。而略言耳，口弗能偏明也。」黃帝曰：「願略聞其意，有賢人聖人，心能備而行之乎？」少師曰：「蓋有太陰之人，少陰之人，太陽之人，少陽之人，陰陽和平之人。凡五人者，其態不同，其筋骨氣血各不等。」

譯文

黃帝問少師說：「我曾經聽說人有陰與陽的不同，甚麼是屬陰的人？甚麼是屬陽的人？」少師說：「天地之間，四方上下之內，都離不開五行，人也和五行相應，並不是僅有相對的一陰一陽而已。這只是一般的說法，至於其複雜詳細的情形，用語言難以說清。」黃帝說：「希望聽到大概的情況，有賢人聖人，他們是否能夠達到陰陽平衡呢？」少師說：「人大致可以分為太陰、少陰、太陽、少陽、陰陽和平五種類型。這五種類型的人，他們的形態不同，筋骨強弱，氣血盛衰，也各不相同。」

黃帝曰：「其不等者，可得聞乎？」少師曰：「太陰之人，貪而不仁，下齊湛湛[1]，好內而惡出[2]，心和而不發[3]，不務於時，動而後之[4]，此太陰之人也。」

註釋 1下齊：是形容謙虛下氣，待人周到，假裝正經。2好內而惡出：就是好得惡失，喜進不喜出。3心和而不發：指心情和順，而不外露，即「喜怒不形於色」。4不務於時，動而後之：即不識時務，而只知利己，看風使舵，行動後發制人。

譯文 黃帝說：「那不同情況，可以讓我聽聽嗎？」少師說：「屬於太陰的人，性情貪婪不仁厚，表面謙虛，假裝正經，內心却深藏陰險，好得惡失，喜怒不形於色，不識時務，只知利己，見風使舵，行動上慣用後發制人的手段。具有這些特性的，就是太陰之人。」

「少陰之人，小貪而賊心，見人有亡[1]，常若有得，好傷好害，見人有榮，乃反慍怒，心疾而無恩[2]。此少陰之人也。」

註釋 1亡：泛指損失、不幸之事。2心疾而無恩：對人心懷妒嫉而忘恩負義。

譯文 「屬於少陰的人，貪圖小利，而有害人之心，看到別人有了損失，就像揀到便宜一樣高興，好傷人，好害人，看到別人光榮，就惱怒，心懷嫉妒，沒有同情感恩之心。有這些特徵的，就是少陰之人。」

「太陽之人，居處於於[1]，好言大事，無能而虛說，志發於四野[2]，舉措不顧是非，為事如常自用[3]，事雖敗而常無悔。此太陽之人也。」

註釋

1 於於：自滿自足之貌。2 志發於四野：形容好高騖遠。3 為事如常自用：指常常意氣用事，而自以為是。

譯文

「屬於太陽的人，平時自鳴得意，好講大事，無能卻空說大話，言過其實，好高騖遠。行動不顧是非，做事經常自以為是，做事雖然失敗，卻沒有後悔之心。有這些特徵的，就是太陽之人。」

「少陽之人，諟諦好自貴[1]，有小小官，則高自宜，好為外交而不內附。此少陽之人也。」

註釋

1 諟（shi）諦（di）：審慎，即反覆考查研究，做事仔細。

譯文

「屬於少陽的人，做事審慎，好抬高自己，有了小小的官職，就自以為了不起，向外宣揚，好交際，而不能踏踏實實地工作。有這些特徵的就是少陽之人。」

「陰陽和平之人，居處安靜，無為懼懼，無為欣欣，婉然從物[1]，或與不爭，與時變化，尊則謙謙，譚而不治[2]，是謂至治[3]。古人善用鍼艾者，視人五態乃治之。盛者寫之，虛者補之。」

註釋 1 婉然從物：善於順從和適應事物的發展規律。2 譚而不治：用說服的方法以德感人，而不是用強力的方法統治人。3 至治：即最好的治理方法。

譯文 「屬於陰陽和平的人，生活安靜，心安無所畏懼，不追求過分喜樂，順從事物發展的自然規律，遇事不與人爭，善於適應形勢的變化，地位雖高卻很謙虛，以理服人，而不是用壓服的手段來治人，具有極好的治理才能。具有這些特性的，就是陰陽和平之人。古代善用鍼灸療法的醫生，觀察五類人的形態，分別給以治療。邪氣盛的用瀉法，正氣虛的用補法。」

黃帝曰：「治人之五態奈何？」少師曰：「太陰之人，多陰而無陽。其陰血濁，其衛氣濇。陰陽不和，緩筋而厚皮。不之疾寫，不能移之。少陰之人，多陰少陽，小胃而大腸[1]，六府不調。其陽明脈小而太陽脈大，必審調之。其血易脫，其氣易

敗也。」

註釋　1小胃而大腸：即胃小腸大。腸是指小腸而言。

譯文　黃帝說：「鍼治五種形態的人，是怎樣的？」少師說：「屬於太陰的人，陰偏多，卻無陽。他們的陰血重濁，衞氣澀滯。陰陽不調和，形體表現為筋緩皮厚的特徵。像這樣的人，不用急瀉鍼法，就不能去除他的病。屬於少陰的人，陰多陽少，他們的胃小而腸大，六腑的功能不協調。因為足陽明經脈氣偏小，而手太陽經脈氣偏大，一定要審慎調治。因為他的血容易耗損，氣也容易敗傷。」

「太陽之人，多陽而少陰。必謹調之，無脫其陰，而寫其陽。陽重脫者易狂[1]，陰陽皆脫者，暴死，不知人也[2]。」

註釋　1陽重脫者易狂：虛陽浮越，易發狂躁，為陽氣欲脫的先兆。2暴死：有二解，一指突然死亡；一指突然不省人事的假死，急救得當，尚能回生。

譯文　「屬於太陽的人，陽多陰少。一定謹慎地進行調治，不能再耗損其陰，只可瀉其陽。陽大脫就易發狂躁，如果陰陽都耗損就會突然死亡，或不省人事。」

「少陽之人，多陽少陰，經小而絡大[1]。血在中而氣外，實陰而虛陽，獨寫其絡脈，則強氣脫而疾，中氣不足，病不起也。」

註釋

1 多陽少陰，經小而絡大：絡脈淺，在表屬陽；經脈深，在裏屬陰。多陽，指絡脈大。少陰，指經脈小。

譯文

「屬於少陽的人，陽多陰少，經脈小而絡脈大。血在內而氣在外，在治療時，應當充實陰經而瀉其陽絡，但是單獨過度地瀉其陽絡，就會迫使陽氣很快地耗損，以致中氣不足，病也就難以痊癒了。」

「陰陽和平之人，其陰陽之氣和，血脈調。謹診其陰陽，視其邪正，安容儀[1]。審有餘不足。盛則寫之，虛則補之，不盛不虛，以經取之。此所以調陽陽，別五態之人者也。」

註釋

1 安容儀：觀察面部神色及形體表現。

譯文

「屬於陰陽和平的人，他們的陰陽之氣和諧，血脈調順。在治療時，應當謹慎地觀察他的陰陽變化，了解他的邪正盛衰，觀察面部神色及形體表現。然後細審哪一方面有餘，哪一方面不足。邪盛用瀉法，正虛用補法，如果不盛不虛，就治療病證所在的本經。這就是調治陰陽，辨別五種不同形態人的標準。」

黃帝曰：「夫五態之人者，相與無故，卒然新會，未知其行也，何以別之？」

少師答曰：「衆人之屬[1]，不如五態之人者，故五五二十五人，而五態之人不與焉。五態之人，尤不合於衆者也。」

註釋

1 衆人：指《靈樞．陰陽二十五人》而言，與五態之人不同。

譯文

黃帝說：「與五種形態的人，素不相識，乍一見面，很難知道他們的作風和性格屬於哪一類型的人，應怎樣來辨別呢？」少師回答說：「一般人不具備這五種人的特性，所以『陰陽二十五人』，不包括在五態人之內。因為五態之人是具有代表性的五種類型，他們和一般人是不相同的。」

黃帝曰：「別五態之人奈何？」少師曰：「太陰之人，其狀黮黮然黑色[1]，念然下意[2]，臨臨然長大[3]，䐢然未僂[4]。此太陰之人也。」

註釋 1 黮黮（dǎn）然：形容面色陰沉的樣子。2 念然下意：指故作姿態，謙虛下氣。3 臨臨然：長大的樣子。4 䐢然未僂：形容假作卑躬屈膝的姿態，並非真有佝僂病。

譯文 黃帝說：「怎樣分別五種形態的人呢？」少師說：「屬於太陰的人，面色陰沉黑暗，而假意謙虛，身體本來高大，卻卑躬屈膝，故作姿態，而並非真有佝僂病，這就是太陰之人的形態。」

「少陰之人，其狀清然竊然，固以陰賊，立而躁嶮，行而似伏。此少陰之人也。」

譯文 「屬於少陰的人，外貌好像清高，但是行動鬼祟，偷偷摸摸，深懷陰險害人之賊心，站立時躁動不安，顯示出邪惡之象，走路時狀似伏身向前。這是少陰之人的形態。」

「太陽之人，其狀軒軒儲儲[1]，反身折膕[2]。此太陽之人也。」

註釋　1 軒軒儲儲：形容高貴自尊，驕傲自滿的樣子。2 反身折膕：是形容仰腰挺胸時，身軀向後反張，膝窩隨之曲折的樣子。

譯文　「屬於太陽的人，外貌表現高傲自滿，仰腰挺胸，好像身軀向後反張和兩膕曲折那樣。這是太陽之人的形態。」

「少陽之人，其狀立則好仰，行則好搖，其兩臂兩肘則常出於背。此少陽之人也。」

譯文　「屬於少陽的人，在站立時慣於把頭仰得很高，行走時慣於搖擺身體，常常反挽其手於背後。這是少陽之人的形態。」

「陰陽和平之人，其狀委委然[1]，隨隨然[2]，顒顒然[3]，愉愉然[4]，𥉂𥉂然[5]，豆豆然[6]，眾人皆曰君子。此陰陽和平之人也。」

註釋

1 委委然：外貌從容穩重。2 隨隨然：順從適事貌。3 顒顒然：態度嚴肅，待人和藹。4 愉愉然：和顏悅色貌。5 𥉂𥉂然：目光慈祥。6 豆豆然：舉止有度。

譯文

「屬於陰陽和平的人，外貌從容穩重，舉止大方，性格和順，善於適應環境，態度嚴肅，品行端正，待人和藹，目光慈祥，作風光明磊落，舉止有度，處事條理分明，眾人都說有德行。這是陰陽和平之人的形態。」

名句索引

一至三畫

四畫

水精四布，五經並行，合於四時五藏陰陽，揆度以為常也。 一六三

五畫

以母為基，以父為楯。失神者死，得神者生也。 三五一

以所利而行之，調其氣使其平也。
逆之，從之，逆而從之，從而逆之，踈氣令調，則其道也。 二三七～二三八

以恬愉為務，以自得為功。法則天地，象似日月。辨列星辰，逆從陰陽。 〇二三

必審五藏之病形，以知其氣之虛實，謹而調之也。 三〇八

六至八畫

血有餘則怒，不足則恐。 二〇八

西方白色，入通於肺。開竅於鼻，藏精於肺，故病在背。 〇五七

形有餘則腹脹，涇溲不利；不足則四支不用。 二〇九

志有餘則腹脹飧泄，不足則厥。 二一〇

使道隧以長，基牆高以方。通調營衛，三部三里起。骨高肉滿，百歲乃得終。 三五三

其清者為營，濁者為衛。營在脈中，衛在脈外。營周不休，五十而復大會。 三二八

九畫

是故風者百病之長也。 一四九

是故謹和五味，骨正筋柔，氣血以流，腠理以密，如是則骨氣以精。謹道如法，長有天命。 〇四六

秋脈者肺也，西方金也，萬物之所以收成也。
故其氣來，輕虛以浮，來急去散，故曰浮，反此者病。 一四一

胃者，水穀之海，其輸上在氣街，下至三里；
沖脈者，為十二經之海，膻中者，為氣之海，腦為髓之海。 三三八

風寒濕三氣雜至合而為痺也。其風氣勝者為行痺，寒氣勝者為痛痺，濕氣勝者為著痺也。 一九二

十至十二畫

夏脈者心也，南方火也，萬物之所以盛長也。故其氣來盛去衰，故曰鈎，反此者病。 一四〇

氣有餘則喘欬上氣，不足則息不利少氣。 二〇七

氣歸於權衡，權衡以平6，氣口成寸，以決死生。 一六一

病之始起也，可刺而已；其盛，可待衰而已。 〇八一

病有標本，刺有逆從，奈何？岐伯對曰：
凡刺之方，必別陰陽，前後相應，逆從得施，標本相移。 二二五

病為本，工為標；標本不得，邪氣不服。此之謂也。 一二一

十三畫

十四畫及以上

新 視 野
中華經典文庫

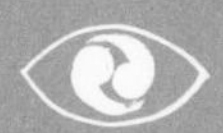

新 視 野
中華經典文庫

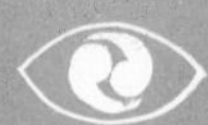